ついさっきのことをよく忘れる
最近、直近のことが思い出せない
そんな心当たりがある方に、
「ついさっき」を思い出す
新しい脳トレをお届けします。

［監修］
東北大学教授
川島隆太（かわしまりゅうた）

1959年、千葉県生まれ。1985年、東北大学医学部卒業。同大学院医学研究科修了。医学博士。スウェーデン王国カロリンスカ研究所客員研究員、東北大学助手、同専任講師を経て、現在は東北大学教授として高次脳機能の解明研究を行う。脳のどの部分にどのような機能があるのかという「ブレイン・イメージング」研究の日本における第一人者。

脳の認知機能が低下するとまっ先に衰えるのが、**「短期記憶力」**。
今、見聞きしたことを一時的に覚えて保持しておく、
「脳の海馬（かいば）」という部位が担う短期記憶力が低下すると、
仕事・作業・家事がスムーズにできなくなり、
論理的思考が苦手になって言動があやしくなり、
「もの忘れ」や**「うっかりミス」**が**頻発**します。

本を読んでも**内容が覚えられない**、買い物でおつりの**計算ができなくなる**、
料理や家事の**段取りが悪くなる**、自分の話している**内容を途中で見失う**、
何度も同じ話をしてしまう、ようになってくるのです。

最近、ニュースでよく取り沙汰される**高速道路の逆走**や
車の急発進事故にも、短期記憶力の衰えが深くかかわっています。
そのため、75歳以上の**運転免許更新時の認知機能検査**や、
医療機関で行う**認知症検査**でも、**短期記憶を問うテスト**が多く出題されるのです。

短期記憶力を強化するには、
日ごろから短期記憶力をよく使って鍛えるほかありません。
脳は筋肉と同じで、何歳になっても鍛えた分だけ強化することができます。
ぜひみなさんも本気になって本書の「記憶力ドリル」に挑戦してみてください。
どれも楽しく取り組める簡単な脳トレ問題ばかりです。
実際に試せば多くの人が実感できると思いますが、
「あいまいな記憶」は**「確かな記憶」**へと変わり、
もの忘れやうっかりミスも起こりにくくなり、かつてのように、
毎日の生活をテキパキと段取りよく送れるようになってくるはずです。

東北大学教授　川島隆太

ついさっきの出来事を記憶に留めて思い出す

全く新しいタイプの脳トレ「記憶力ドリル」

とにかく重要な「短期記憶」

「ついさっき目の前の人の名前を聞いたのに、思い出せない」

「あれ、寝室にきたけど、私は何をしにきたのだっけ？」

など、**直近・最近まで覚えていたはずのことが記憶から消えて思い出せない**……そんな経験はないでしょうか？

私たちの記憶は、**「短期記憶」**と**「長期記憶」**の２種類に大別されます。

短期記憶とは、スーパーへ買い物に出かけるとき夕飯の材料を覚えておく、地図を見て経路を記憶し目的地に向かうなど、**新しい情報を一時的に脳に留めておく記憶**のことをいいます。長時間、保存する記憶ではないので、時間が少したつと忘れてしまいます。

一方、**長期記憶**とは、泳ぎ方や自転車の乗り方、言葉の意味、好きな音楽など、過去に何度もくり返して覚えたことや自分にとって印象深かった経験や思い出を**長期継続的に留めておく記憶**のことを指します。長期記憶の情報は、数年、数十年と覚えておくことができます。

「昔のことはよく覚えているのに、最近の記憶はなぜかあいまい……」中高年になるとこうした声がよく聞かれるのは、長期記憶に比べて、短期記憶は印象に残りにくいからです。

短期記憶力の衰えは、年を取れば誰にでも起こるものですが、軽視も放置も禁物です。なぜなら、ついさっきのことをよく忘れてしまうようになると、例えば、鍋(なべ)をコンロの火にかけたまま別のことをして火を消し忘れる、運転中に安全確認を忘れて事故を起こすなど、**一歩間違えると大惨事になるようなもの忘れやうっかりミスを引き起こす心配**があるからです。

さらに、認知症の約７割を占める**アルツハイマー型認知症の初期**、あるいはその前段階とされる**軽度認知障害（MCI）**でも、短期記憶が障害されることが知られています。国内における認知症医療の第一人者で、認知症診断ツール「長谷川式スケール」の開発者として知られる故・長谷川和夫先生は、ご自身が認知症になったとき、その症状について**「自分の中の『確かさ』が揺らぐ」**と表現されました。

短期記憶の障害が進むと、**自分が直近で体験した記憶が不確かであいまいなものに感じられて不安を覚える**ため、何度も同じ話をしたり、同じ質問をしたりするようになってきます。そして、さらに進行すると、**時間や場所の記憶や感覚もあやふや**になり、置き忘れやしまい忘れが増えたり、日付を間違えたり、道に迷ったり、あるいは、同じ物を何度も買ったり、買い物中

短期記憶力の衰えチェックリスト

- □ 最近、直近のことをよく忘れる
- □ 何をしようとしたかわからなくなる
- □ 「前にも聞いた」とよくいわれる
- □ カギを閉めたか不安になる
- □ 頼まれごとや約束を忘れがち
- □ 家で探し物ばかりしている
- □ いつもボンヤリしてしまう
- □ なんの話をしていたかよく忘れる
- □ 駐輪場や駐車場で どこに停めたか思い出せない
- □ 作業や仕事の段取りがうまくいかない

チェックの数が多い人ほど要注意！

にレジでまごついたり、鍋を焦がすなど家事の失敗が増えたりと、日常生活でさまざまな困りごとが生じてくるわけです。

こうした事態を防ぐためには、早いうちから、私たちが日常生活を送るうえで欠かせない記憶力、中でも**短期記憶力を強化することが極めて重要**なのです。

短期記憶を担う脳の「海馬」

短期記憶は、記憶を仕分ける**脳の「海馬」**と呼ばれる部位で一時的に保管されます。海馬は両耳の奥深くに位置し、左右に1つずつあります。小指ほどの大きさで、形が海中生物のタツノオトシゴ（=海馬）に似ていることからこの名前がつきました。

海馬の役割はいくつかありますが、特に大切なのは、**今見聞きした内容や出来事を一時的に保管し、脳の司令塔である「前頭前野（ぜんとうぜんや）」と連携しながら情報を整理して、記憶の貯蔵庫である「大脳皮質」に送って保存すること**です。海馬は新しい情報が入ってきてもすべてを大脳皮質に送るわけではなく、その情報を重要性に応じて選別しています。重要性が高い情報は、「覚えておくべき情報」として大脳皮質へ送られ、長期記憶として保存されます。重要性が低い情報は、すぐに消え去ります。

記憶という働きには、**脳が情報をとらえ（記銘）、保ち（保持）、思い出す（想起）という手順**が欠かせませんが、この3ステップを主に担っているのが、まさに海馬と前頭前野、そして大脳皮質です。つまり、海馬や前頭前野の働きが衰えてくると、こうした一連の記憶のメカニズムに障害が生じ、私たちが日常生活を営むのが徐々に困難になってきてしまうのです。

海馬は何歳からでも強化できる

しかし、「もう年だから」などとあきらめてはいけません。海馬の素晴らしいところは、**「何歳からでも強化できる」**という点にあります。かつて、成人の脳では、神経細胞は新たに生成されないと信じられてきました。しかし、海馬にかぎっては、**成人してからも新しい神経細胞（新生ニューロン）が生まれ、古い神経細胞と置き換わっている**ことがわかってきたのです。**海馬を強化して新しい神経細胞を増やすことができれば、衰えていた短期記憶力が再び強化され、もの忘れやうっかりミスを減らすことも決して不可能ではないわけ**です。

また、**脳の司令塔として記憶のメカニズムで重要な役割を果たす前頭前野**も、加齢とともに少しずつ衰えるものですが、こちらも簡単な学習問題や脳トレ問題で強化できることが確かめられています（くわしくは5㌻参照）。

短期記憶力を強化することを目的としたドリル

本書に収載された**1ヵ月31日分の「記憶力ドリル」**では、**短期記憶力の強化を主目的とした脳トレ問題を厳選**しました。そして、11日もしくは10日ごとにその成果を試す**「短期記憶チェックテスト」**を設け、短期記憶力の腕試しができるようになっています。

記憶力ドリルを毎日少しずつ継続して行うことで、自分の脳がだんだんと活気づき、**短期記憶力が強化される「確かな感覚」**を得ながら、楽しく脳トレに励んでほしいと思います。そうして、もの忘れやうっかりミスとは無縁の若々しい脳をめざしていくことが、これからの人生を明るく楽しく幸せなものにすることにつながると考えられます。

脳は筋肉と同じ。何歳になっても、鍛えた分だけ強くなります。

そのことをぜひご自身で体現なさってください。私も応援しています。

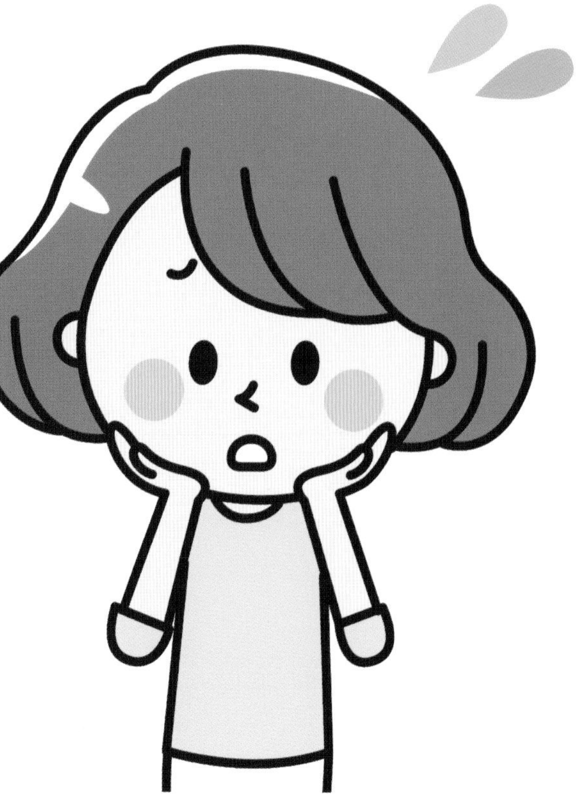

本書と同様のドリルの実践で

認知機能をつかさどる「前頭前野」の血流が増え認知症予防に役立つと試験で確認されました

認知機能の低下は脳の前頭前野の衰えが原因

人間の脳の約80％は「大脳」が占めています。大脳は脳の中でも、最も幅広い機能を担っています。

大脳は大きく４つに分かれており、頭の前方にあるのが「前頭葉」と呼ばれている部分です。前頭葉は運動を支配する「運動野」と、認知機能をつかさどる「前頭前野」の２つに分かれています。この前頭前野こそが、人間としての最も高度な機能を持つ領域と考えられているのです。

前頭前野が担う認知機能とは、思考や判断、記憶、意欲、計算、想像など、脳の高度な活動のこと。ものを考えたり、人と会話したりするといったように、私たちが人間らしく生活できるのは、前頭前野のおかげだといっても過言ではありません。

●トポグラフィ画像（脳血流測定）

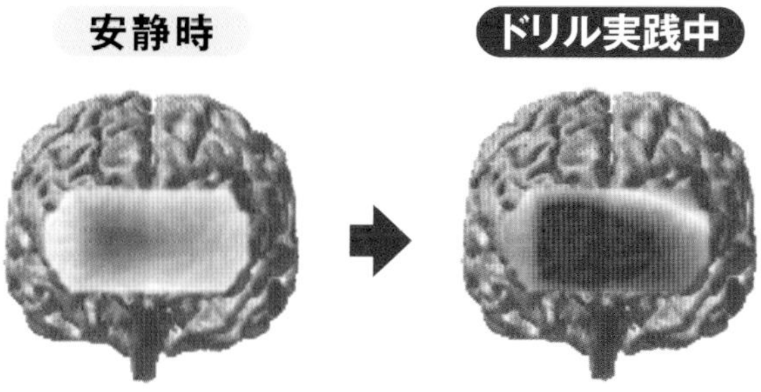

ドリルを実践する前の前頭前野の血流

赤い部分は脳の血流を表している。ドリルの試験中に血流が向上した

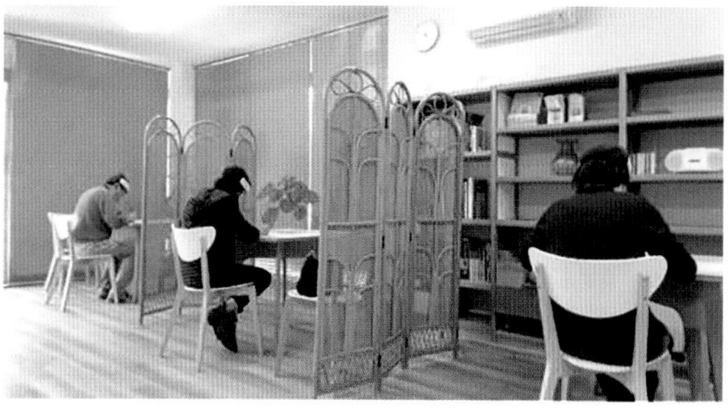

NIRSを使用した本書ドリルの試験のようす

いわば「脳の司令塔」である前頭前野は、20歳以降になると働きがどんどん低下していきます。記憶力や理解力、考える力などが少しずつ衰えていくのです。中高年以降になると、もの忘れやうっかりミスが増え、みなさんの中には自己嫌悪に陥る方がいるかもしれません。

感情面では、ほんの些細なことでイライラしたり、不安を感じやすくなったりするようになります。若いころなら我慢できたはずの出来事でも、もどかしさや怒りといった負の感情を抑えることができず、暴言を放つなどして、人間関係でのトラブルを起こすこともあるのです。

計算や文字の問題の実践が認知症の予防につながる

脳の前頭前野は、加齢とともに衰えていきます。しかし、最近の研究によって、計算や文字を使ったドリルを解くことで、前頭前野が活性化することが明らかになってきました。

前頭前野の働きが活発になれば、記憶などの

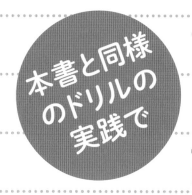

●ドリル種類別の脳活動

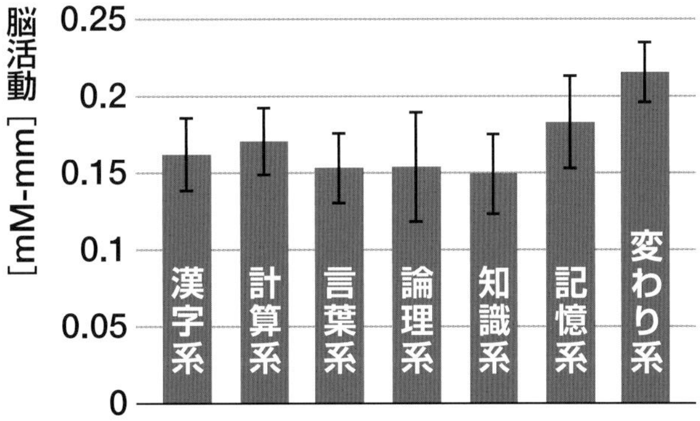

出典：系統別の有意差「脳血流量を活用した脳トレドリルの評価」より

認知機能は改善していきます。もの忘れやうっかりミスが減るだけでなく、感情面も安定するようになるのです。

さらに、認知症を予防する働きも期待できます。日本人の認知症では、脳の神経が変性して脳の一部が萎縮していく「アルツハイマー型認知症」が最も多く、半数以上を占めています。次に多いのは、脳梗塞や脳出血などによって起こる「脳血管性認知症」です。

65歳以上の６人に１人が認知症になっているといわれていますが、根本的な治療法は確立されていません。しかし、ドリルの実践で前頭前野を活性化すれば、認知症予防に役立つことも確かめられています。

すべてのドリルで脳の働きが活性化した

論より証拠ということで、ドリルの実践によって脳の前頭前野が本当に活性化するのか、試験を行ってみました。前頭前野の活性の判定は、「NIRS（ニルス）」（近赤外分光分析法）という方法で調べることができます。

NIRSとは、太陽光に含まれる光を使って、前頭前野の血流を測定できる、安全かつ精密な機器のことです。前頭前野の血流が増えていれば、脳が活性化していることを意味します。逆に血流に変化がなかったり、落ちたりしていれば、脳が活性化していないことになります。

●試験で用いられた計算系ドリル

❶ななたすいちひくよんひくにたすさん＝□

❷ろくひくさんたすごひくいちたすに＝□

❸いちたすにたすななひくろくたすよん＝□

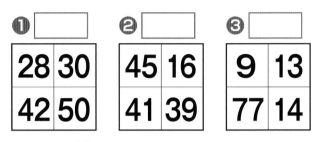

▲ひらがな計算

❶□

28	30
42	50

❷□

45	16
41	39

❸□

9	13
77	14

▲ピタリ100計算

NIRSを使った試験は、2020年12月、新型コロナウイルスの感染対策を施したうえで実施しました。参加者は60〜70代の男女40人。全員、脳の状態は健康で、脳出血や脳梗塞といった脳の病気にかかった経験もありません。

試験に使ったのは「漢字」「計算」「言葉」「論理」「知識」「記憶」「変わり系」の７系統、計33種類のドリルです。ドリルは楽しく解けるものばかりで、例えば、４つの数字の中から３つの数字を選んで合計を100にする問題や、ひらがなで書かれた計算式を解くなど、年齢を問わず誰もがゲーム感覚で取り組める問題です。

33種類の脳ドリルを40人全員で分担し、１人当たり15種類の問題を解いてもらいました。その結果、すべての脳ドリルで、安静時と比較して、前頭前野の血流が促進したことが判明。そのうち27種類のドリルは、血流を顕著に増加させました。脳ドリルが前頭前野の血流を増やし、活性化させることが実証されたのです。

記憶力ドリルを毎日、１ヵ月にわたって取り組めば、前㌻で述べたように、海馬の強化に加えて前頭前野の活性化も期待できます。もの忘れやうっかりミスも減り、認知症や軽度認知症害（MCI）の予防にもうってつけです。ぜひ、挑戦してみてください。

記憶力ドリルの効果を高めるポイント

ポイント1 毎日続けることが大切

「継続は力なり」という言葉がありますが、ドリルは毎日実践することで、脳が活性化していきます。2～3日に1度など、たまにやる程度では効果は現れません。また、続けていても途中でやめると、せっかく元気になった脳がもとに戻ってしまいます。毎日の日課として習慣化することが、脳を元気にするコツだと心得てください。

ポイント2 1日2ページ、朝食後の午前中に

1日のうちで脳が最もよく働くのが午前中です。できるかぎり、午前中に取り組みましょう。本書は1日につき、表・裏の2㌻を取り組めばOK。短い時間で集中して全力を出し切ることで、脳の機能は向上していきます。また、空腹の状態では、脳がエネルギー不足になるので、朝食をしっかりとってから行うことをおすすめします。

ポイント3 できるかぎり静かな環境で

静かな環境で取り組むことがポイントです。集中しやすく、脳の働きもよくなります。テレビを見ながらや、ラジオや音楽を聴きながらやっても、集中できずに脳を鍛えられないことがわかっています。周囲が騒がしくて気が散る場合は、耳栓を使うといいでしょう。

ポイント4 メモを取らずに答えよう

記憶力ドリルでは、原則としてペンや鉛筆でメモを取らずに、見るだけで頭の中で考えて答えを導き出すことが重要です。こうすることで短期記憶力はみるみる活性化されます。脳は使えば使うほど成長するので、ぜひ、自分の限界に挑戦してみましょう。

ポイント5 自己採点して効果を確認

頭の中で導き出した答えを紙に書くのはOK。答え合わせをして、日々短期記憶力が強化されていることをみずから実感することが効果を高める秘訣です。11日目と21日目、31日目に短期記憶力チェックがあるので、効果を実感しながら強化していきましょう。

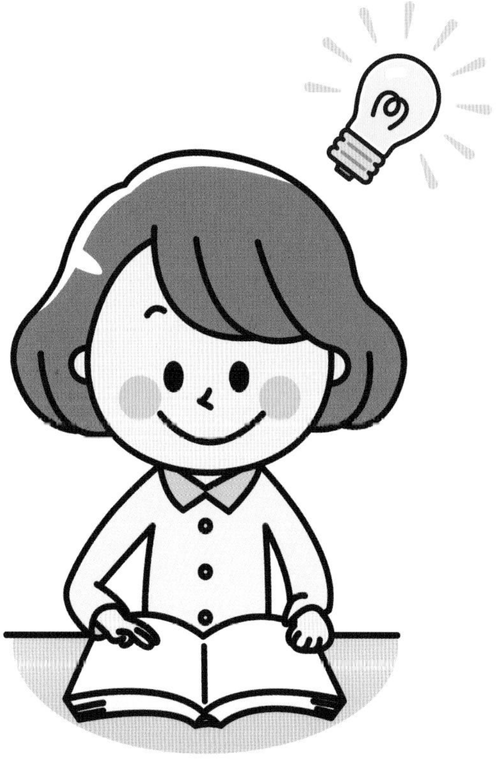

目次

記憶力ドリル&短期記憶力チェックテスト

ステップ1………9ページ～30ページ

ステップ2……31ページ～50ページ

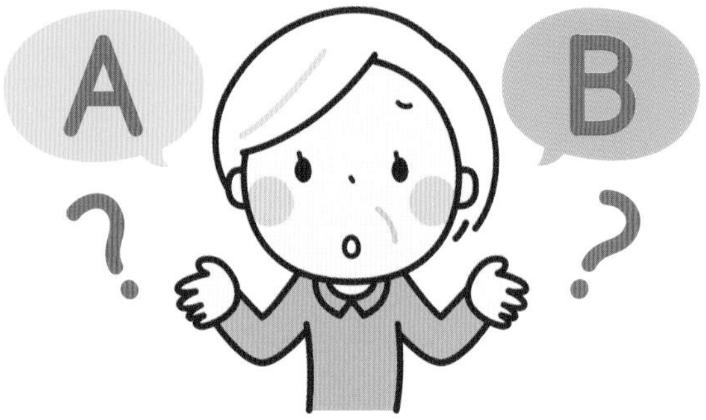

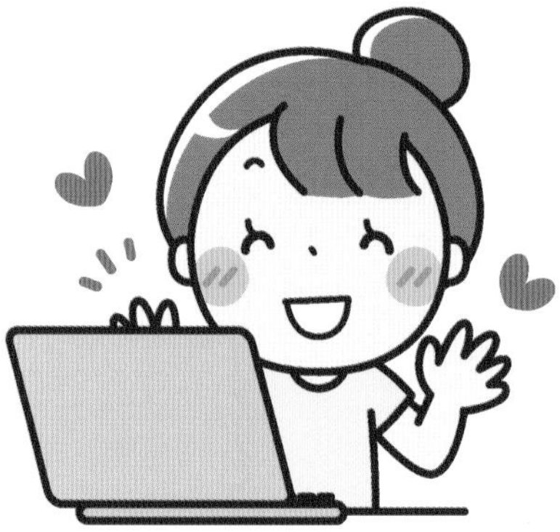

ステップ3……51ページ～70ページ

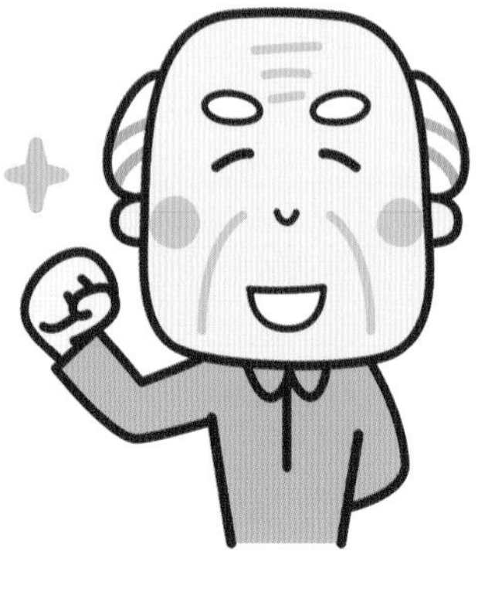

1日目 写真記憶クイズ①

1分で覚えましょう。

正答数 ／6問

下の写真を１分よく見て、できるだけ多くの情報を記憶してください。記憶し終わったら、次のページの問題に進み、各問の正しい情報に○をつけましょう。

実施日

月　　日

ポイント! どこに何があるか、人形が何を身につけているかなどを、具体的な言葉にして覚えるのがコツです。

●下の写真を1分で覚えたら、次のページの問題に答えてください。

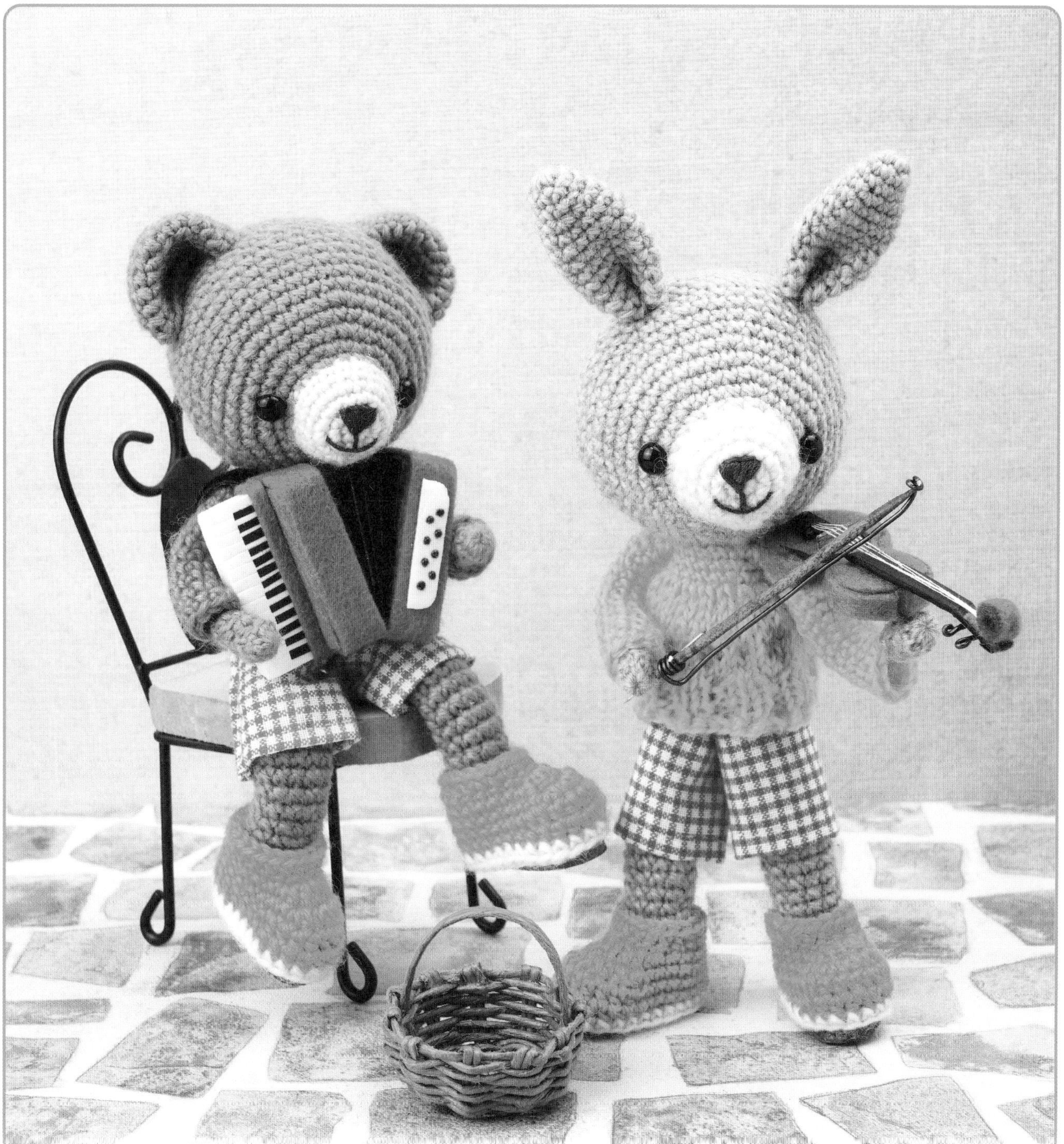

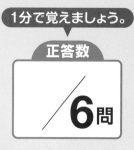

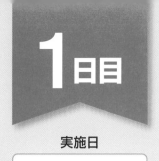

●前のページの写真を思い出しながら各問の正解を◯で囲みましょう。

❶ イスに腰かけていたのは、クマとウサギどちらですか？

（クマ・ウサギ）

❷ イスに背もたれはありましたか？

（あった・なかった）

❸ クマが弾いていた楽器はなんですか？

（ピアノ・鍵盤ハーモニカ・アコーディオン）

❹ ウサギの着ている服は長袖でしたか？ 半袖でしたか？

（長袖・半袖）

❺ クマのズボンはどんな柄でしたか？

（無地・しま模様・チェック柄）

❻ 床に置いてあったものはなんですか？

（バッグ・かご・ボール）

解答 ❶クマ ❷あった ❸アコーディオン ❹長袖 ❺チェック柄 ❻かご

2日目

実施日

月　　日

ひらがな計算①

各問1分で解きましょう。

正答数　／18問

ひらがなで書かれた❶〜⓲までの計算式を、頭の中で数字と＋・−の計算記号に置き換えて解答を導き出してください。数字は１ケタか２ケタです。メモをしないで、暗算で計算していきましょう。

ポイント! 計算の途中で出た数字を頭の中にしっかり保持しながら、問題を読み進めていくことが、短期記憶の訓練にピッタリです。

❶ ごひくよんたすいちたすにたすさん＝
❷ はちたすいちひくろくたすさんひくに＝
❸ よんひくにたすはちひくろくたすご＝
❹ ななたすよんたすにひくさんたすはち＝
❺ さんたすきゅうたすななたすにひくよん＝
❻ ろくひくさんひくにたすよんたすいちひくご＝
❼ きゅうひくよんたすさんひくろくたすななひくいち＝
❽ にたすはちひくよんたすさんたすいちひくなな＝
❾ いちたすろくたすごひくよんたすななひくはち＝
❿ はちたすいちたすななひくにたすきゅうひくご＝
⓫ ななたすさんたすじゅうよんたすじゅうろく＝
⓬ よんじゅうよんひくにじゅうよんひくよんひくきゅう＝
⓭ さんたすじゅうにひくななたすじゅうなな＝
⓮ にじゅういちひくはちたすよんたすじゅうはち＝
⓯ じゅうにひくろくたすきゅうたすにじゅうなな＝
⓰ にじゅうよんひくじゅうにたすじゅうはちひくじゅうろく＝
⓱ にじゅういちたすじゅうたすじゅうさんひくじゅうよん＝
⓲ ろくじゅうひくじゅうごひくさんじゅうたすじゅうはち＝

2日目 当てはめ計算式①

各問1分で解きましょう。

正答数 ／4問

左の９つの数字を１回ずつすべて使い、右の計算式に当てはめ、解答が同じ数字になる３つの足し算を作ってください。数字の組み合わせが合っていれば、順番は異なっていてもかまいません。

実施日 月 日

ポイント! どの数字を組み合わせれば解答の数字になるかを試行錯誤することで、脳の前頭前野が活性化し、短期記憶が強化されます。

問1

6	2	4
5	1	14
13	9	3

▶

□＋□＋□＝19

□＋□＋□＝19

□＋□＋□＝19

問2

4	1	12
9	5	3
16	14	8

▶

□＋□＋□＝24

□＋□＋□＝24

□＋□＋□＝24

問3

7	19	12
15	21	8
17	9	3

▶

□＋□＋□＝37

□＋□＋□＝37

□＋□＋□＝37

問4

10	15	13
6	11	20
22	7	19

▶

□＋□＋□＝41

□＋□＋□＝41

□＋□＋□＝41

解答 問1 1+5+13 2+3+14 4+6+9 問2 4+8+12 1+9+14 3+5+16 問3 8+12+17 3+15+19 7+9+21 問4 6+13+22 10+11+20 7+15+19

3日目 穴うめ地図ドリル①

1分で覚えましょう。

正答数 ／5問

実施日 月 日

問題の地図を１分よく見て、どこに何があるかを覚えます。次のページの問題では、地図が部分的に空欄になっているので、何があったかを思い出して空欄をうめてください。

ポイント! 地図の風景のイメージを頭に思い浮かべたり、施設名を語呂合わせにしたりして、工夫して覚えましょう。

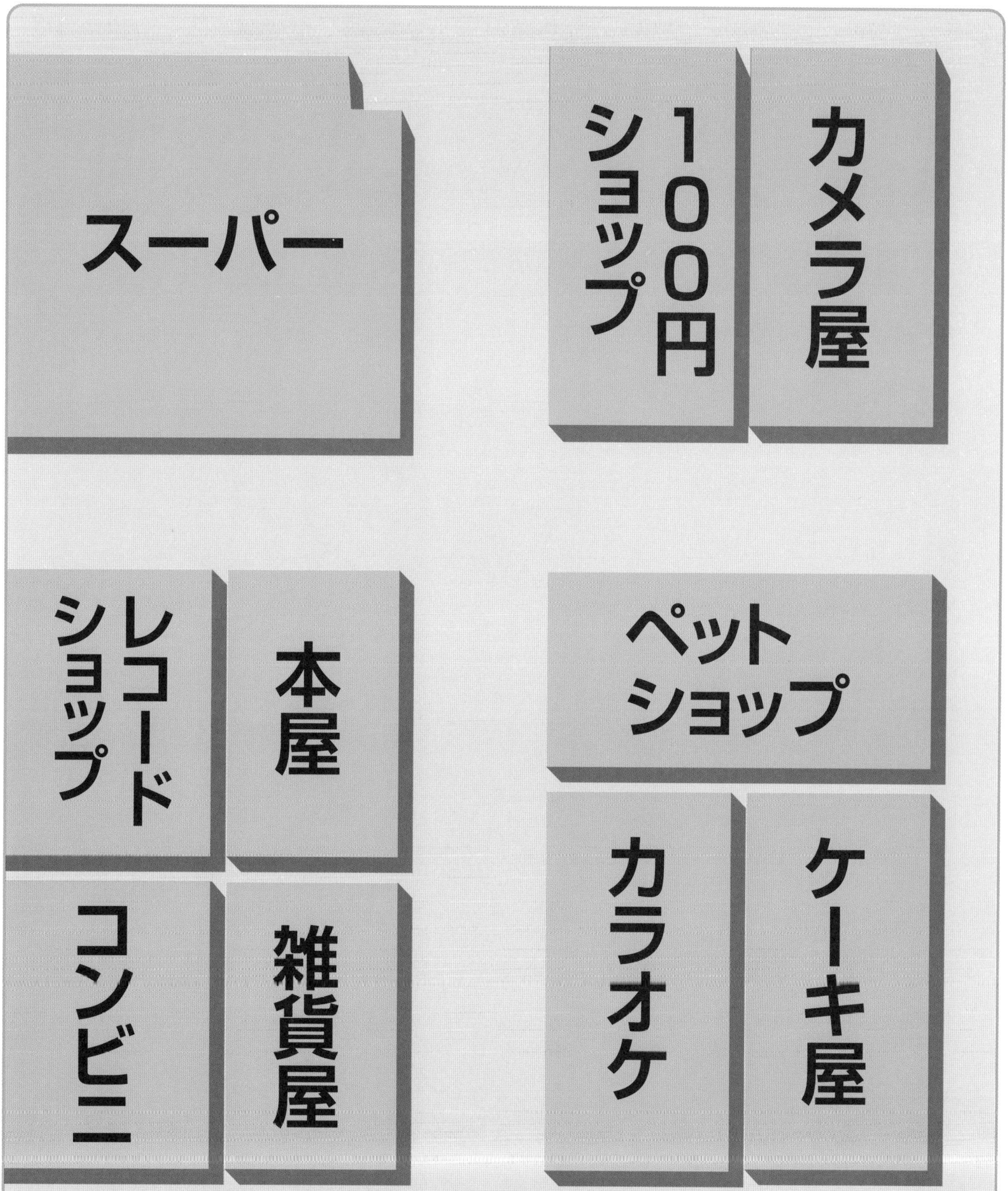

問題 前のページの地図を思い出し、❶〜❺の空欄にあった施設名を下の選択肢から選んで記号で解答してください。
選択肢の中には、前のページの地図になかった施設名もあります。

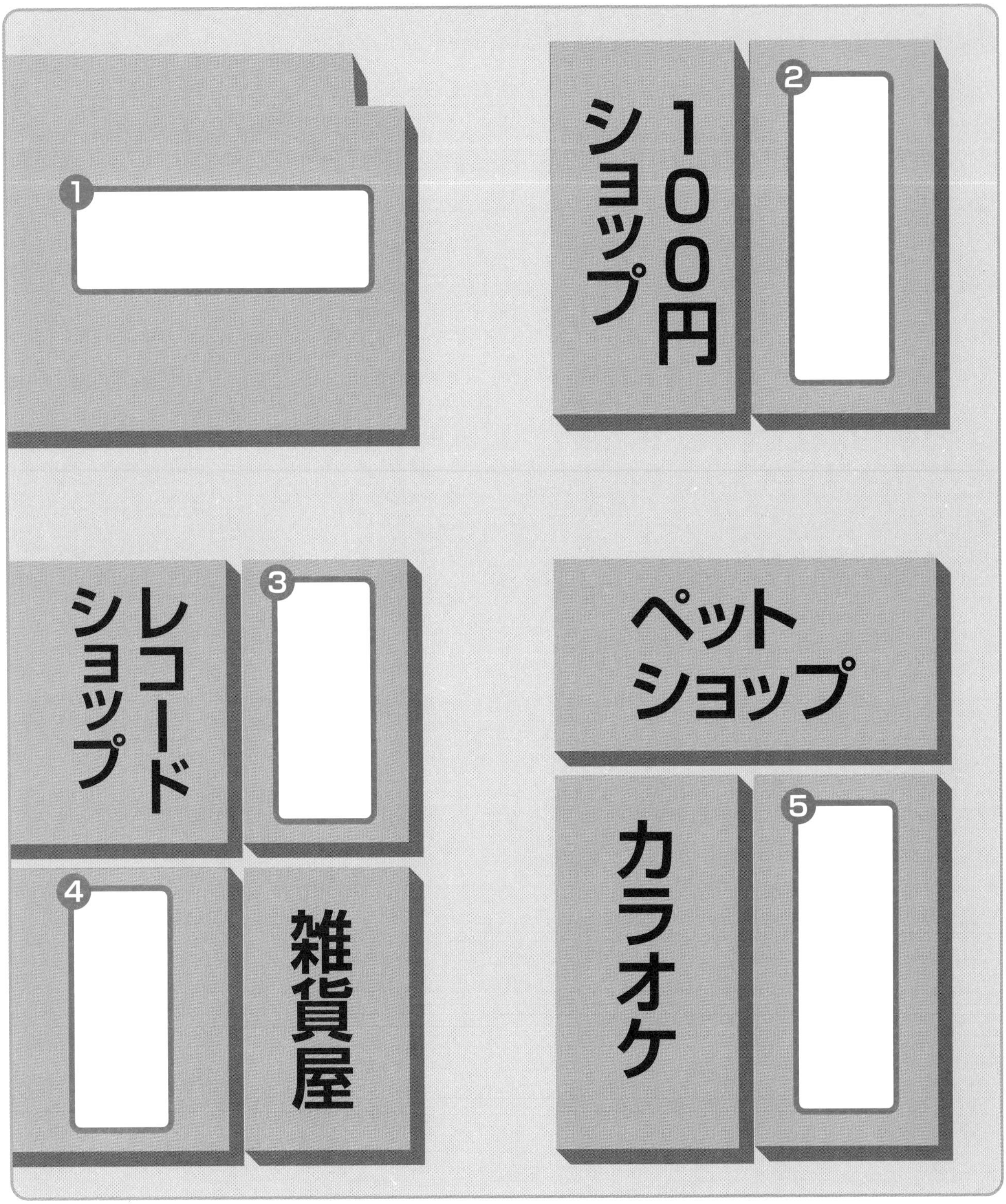

選択肢
A おもちゃ屋　B 銭湯　C 本屋　D スーパー
E カメラ屋　F 銀行　G 服屋　H コンビニ　I ケーキ屋

4日目 ピラミッド計算①

各問1分で解きましょう。

正答数 ／4問

隣にある数字を足した答えを真上に書き込んでいくピラミッド計算のドリルです。各問、数字がアルファベットに置き換えられている場所があるので、どの数字を入れれば正しくなるか考えてください。

実施日　月　日

ポイント! 周囲の数字から推測して計算の答えを導くことで、脳の前頭前野を活性化し、短期記憶の強化につながります。

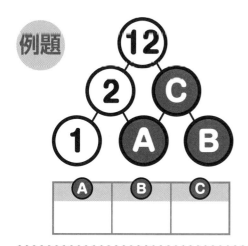

例題

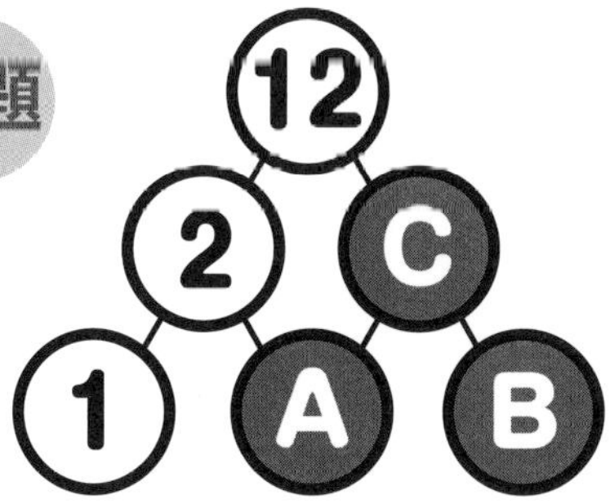

A	B	C

考え方

下段の左端の１とAを足したのが、真上の２になるため、Aは１となります。下段のAとBを足したのが、中段のCになりますが、現段階ではAしかわからないため、BCはひとまず置いておきましょう。中段にいって、２とCを足したのが、上段の12になるため、Cは10になります。１であるAにBを足せば10のCになることから、Bは９と導き出せます。

A	B	C
1	9	10

問1

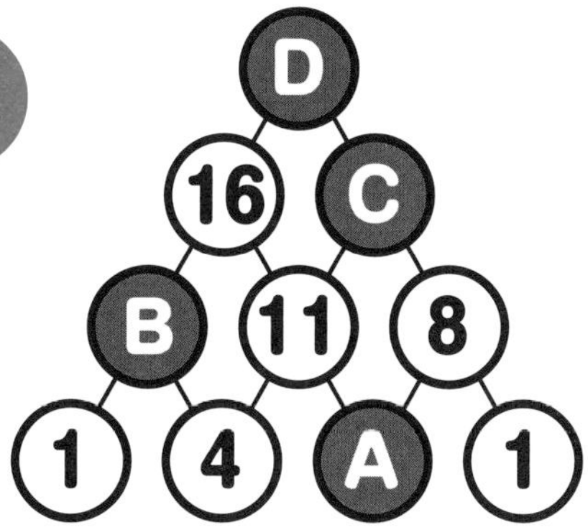

A	B	C	D

問2

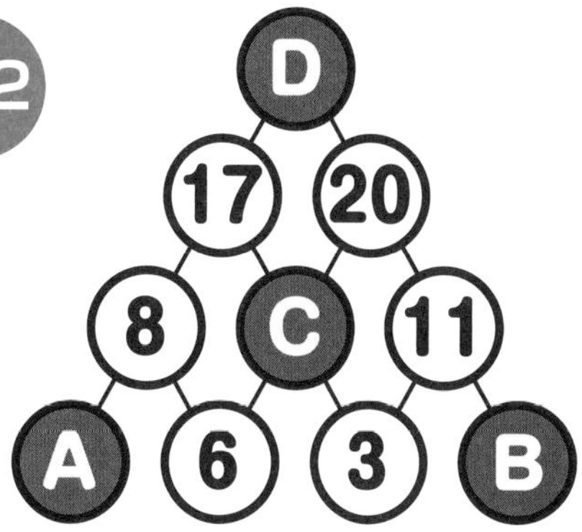

A	B	C	D

問3

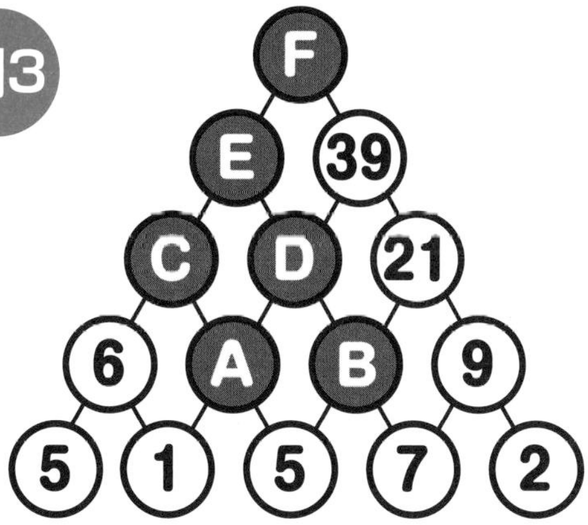

A	B	C	D	E	F

問4

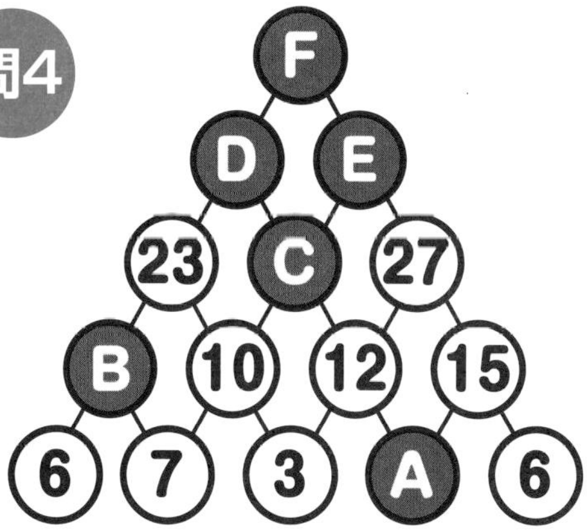

A	B	C	D	E	F

解答 問1 A7 B5 C19 D35 問2 A2 B8 C9 D37
問3 A6 B12 C12 D18 E30 F69 問4 A9 B13 C22 D45 E49 F94

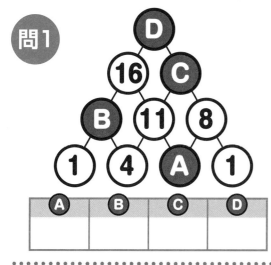

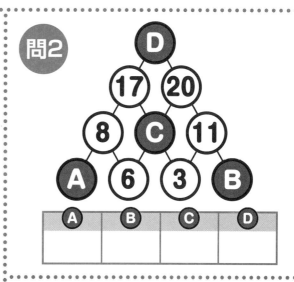

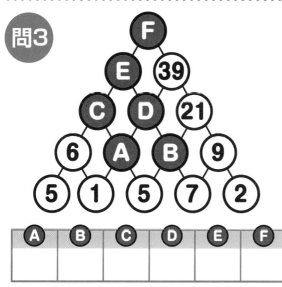

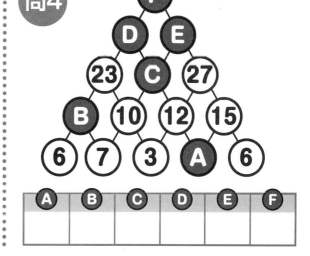

4日目 ピタリ100計算①

各問1分で解きましょう。

正答数　／16問

❶～⓰で提示されている４つの数字のうち、３つの数字を足すとぴったり100になる組み合わせがあります。この組み合わせに当てはまらない数字が何かを答えてください。できるだけ早く答えましょう。

実施日　月　日

ポイント! ３つの数字の足し算を頭の中で何通りも行い、その結果を覚えておくことが、短期記憶のトレーニングになり正解にも近づきます。

❶

24	11
20	56

❷

22	70
19	8

❸

67	23
10	50

❹

43	40
31	17

❺

34	22
44	63

❻

51	22
11	38

❼

13	32
26	42

❽

22	52
75	3

❾

31	33
18	49

❿

27	12
61	16

⓫

37	42
22	21

⓬

51	39
52	9

⓭

23	16
71	6

⓮

15	58
24	27

⓯

18	17
16	66

⓰

31	32
37	35

解答 ❶11 ❷19 ❸50 ❹31 ❺63 ❻22 ❼13 ❽52
❾31 ❿16 ⓫22 ⓬51 ⓭16 ⓮24 ⓯17 ⓰35

5日目

消えた物と増えた物クイズ①

各問1分で覚えましょう。

正答数　／8問

実施日

月　　日

問題のイラストを1分よく見て覚え、次の㌻の問題に進みます。次の㌻では2つ、イラストが入れ替わっているので、消えた物と増えた物をそれぞれ答えてください。問1と問2は別々に行います。

ポイント! 一時的に問題のイラストの記憶を保持しながら、消えた物と増えた物が何かを考えることで、短期記憶力が大いに磨かれます。

問1 下の4つのイラストを1分見て覚え、次の㌻の問題に答えてください。

たい焼き

カステラ

桜もち

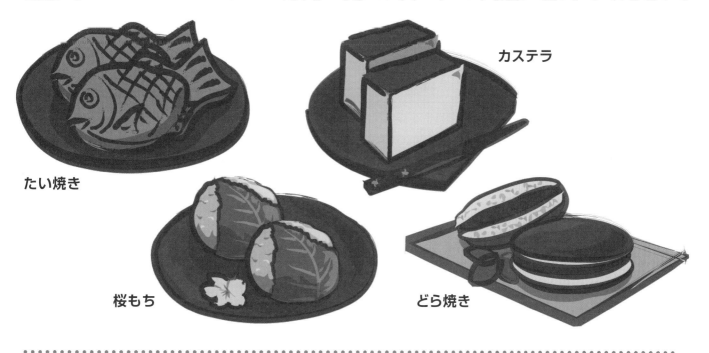

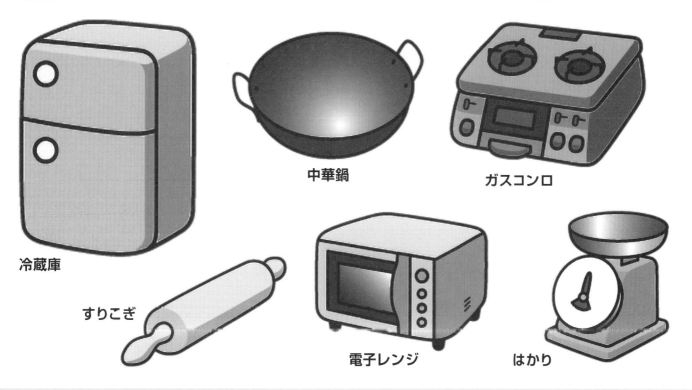
どら焼き

問2 下の6つのイラストを1分見て覚え、次の㌻の問題に答えてください。

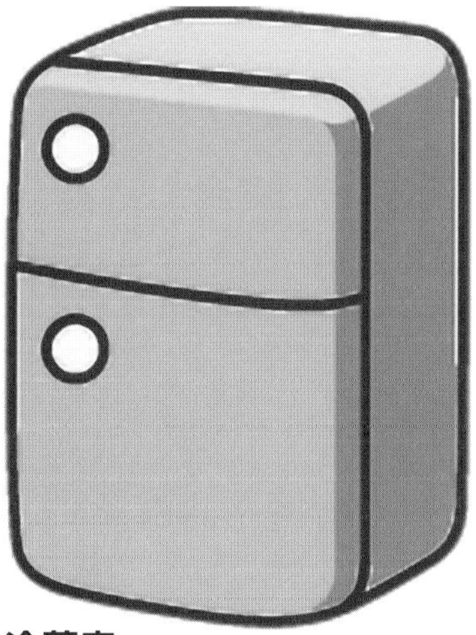
冷蔵庫

中華鍋

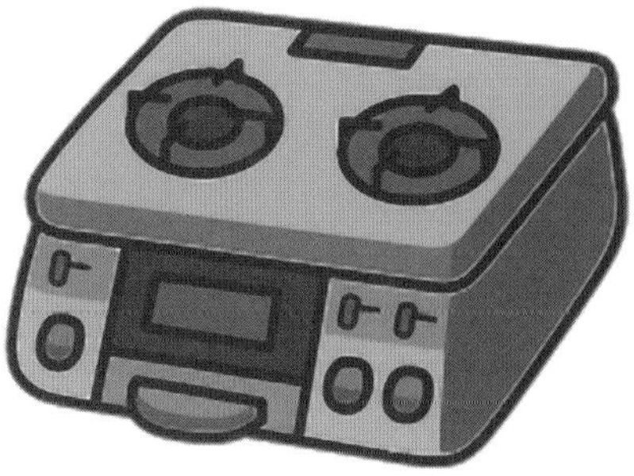
ガスコンロ

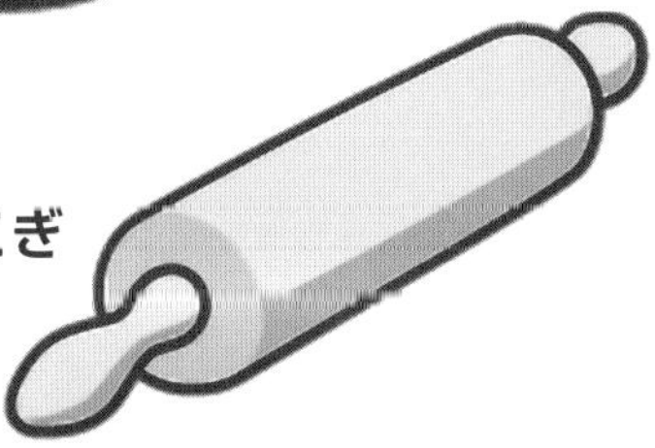
すりこぎ

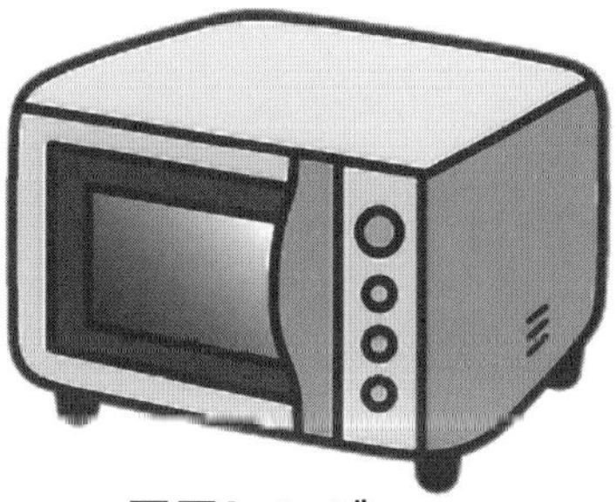
電子レンジ

はかり

問1 前のページのイラストを思い出して、消えた物2つと、増えた物2つを解答欄に書いてください。

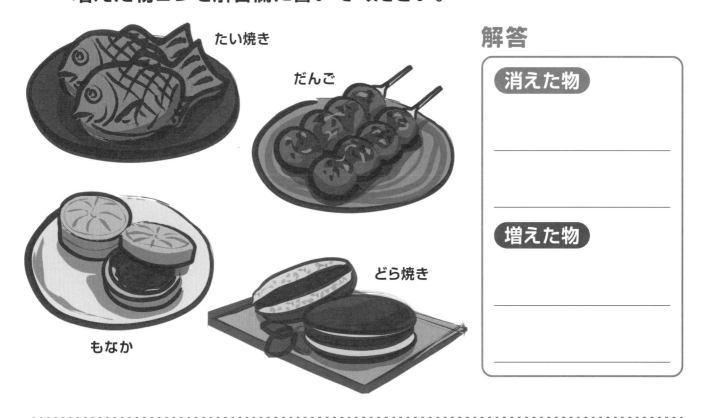

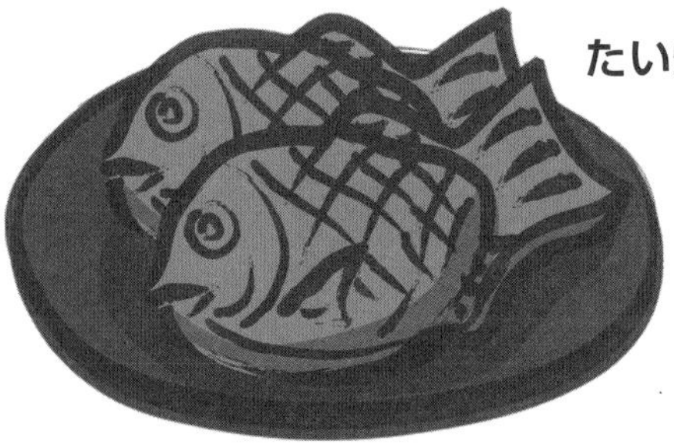
たい焼き

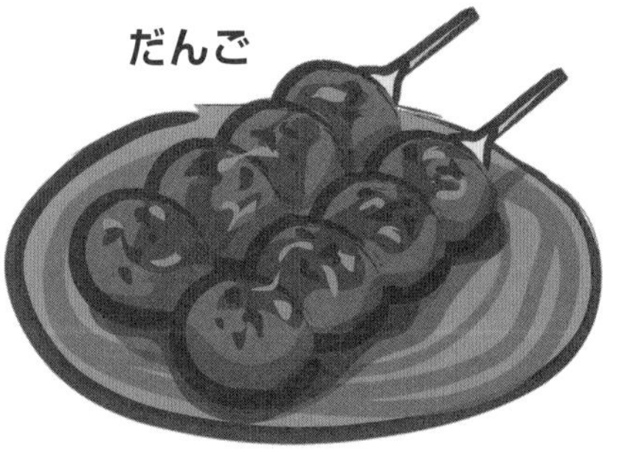
だんご

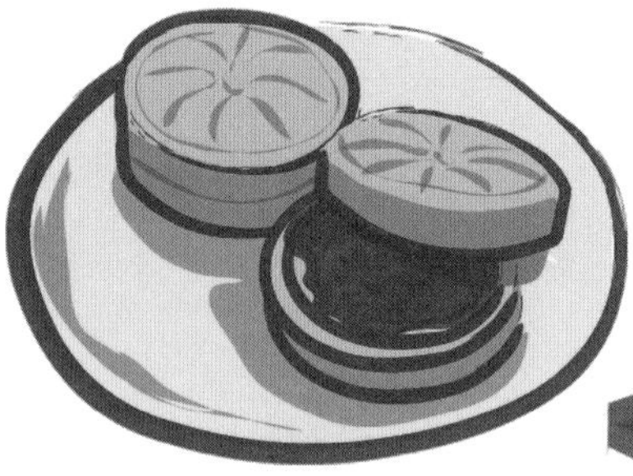
もなか

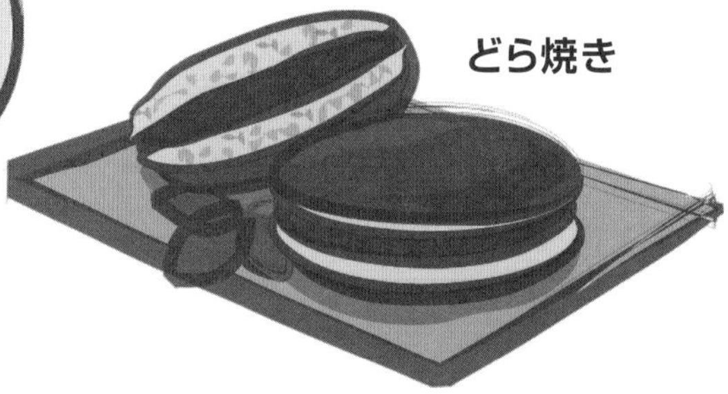
どら焼き

解答

消えた物

＿＿＿＿＿＿＿＿

＿＿＿＿＿＿＿＿

増えた物

＿＿＿＿＿＿＿＿

＿＿＿＿＿＿＿＿

問2 前のページのイラストを思い出して、消えた物2つと、増えた物2つを解答欄に書いてください。

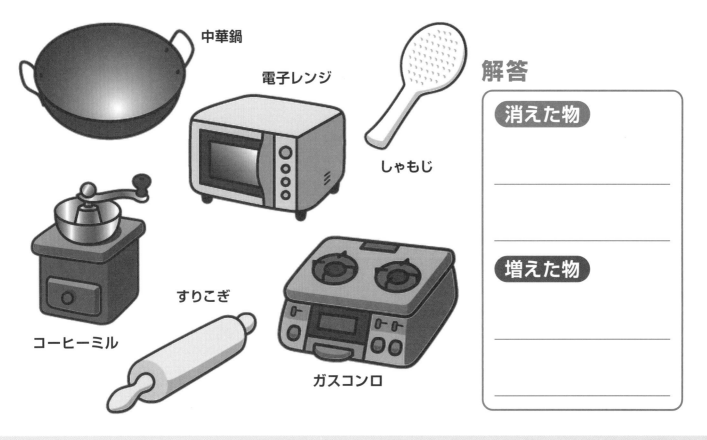
中華鍋

電子レンジ

しゃもじ

コーヒーミル

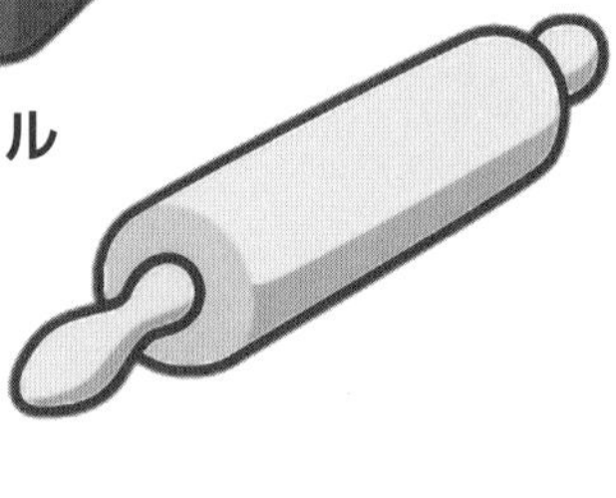
すりこぎ

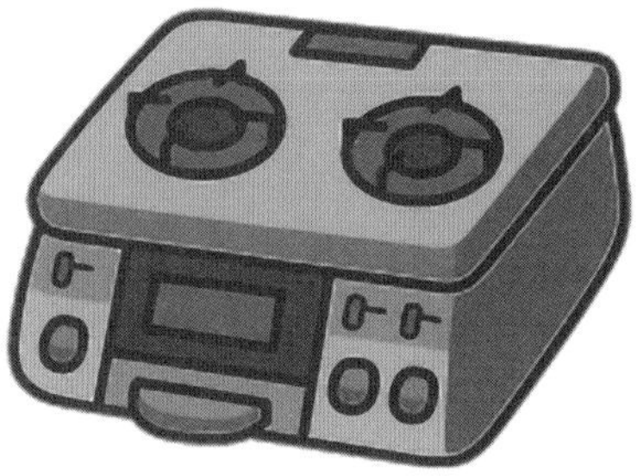
ガスコンロ

解答

消えた物

＿＿＿＿＿＿＿＿

＿＿＿＿＿＿＿＿

増えた物

＿＿＿＿＿＿＿＿

＿＿＿＿＿＿＿＿

解答
問1 消えた物……カステラ　桜もち　増えた物……だんご　もなか
問2 消えた物……はかり　冷蔵庫　増えた物……コーヒーミル　しゃもじ

6日目 神経衰弱ドリル①

各問1分で解きましょう。

正答数 ／8問

実施日　　月　　日

各問、3ケタの数字がランダムに並んでいます。この中から同じ数字のペアを見つけ、それぞれ○をつけてください。問1～問4には数字のペアが1組、問5～問8には2組あります。

ポイント! 一時的に3ケタの数字を覚えて多数の数字の中から同じ数字を探すことで、短期記憶が磨かれます。

問1

128	532	412	223	366
243	653	135	523	422
398	259	658	118	223
555	483	312	198	639

問2

669	512	482	312	254
564	136	718	543	431
345	294	172	743	698
477	386	564	279	198

問3

231	912	741	699	788
543	437	277	937	858
601	599	489	205	965
788	822	620	561	409

問4

111	234	138	279	322
393	440	124	251	290
334	431	486	138	188
266	302	382	451	498

問5

856	712	632	132	238
411	842	301	754	659
514	459	313	488	145
842	936	732	683	596
488	380	208	897	198

問6

118	254	333	455	512
379	632	750	124	304
487	289	560	333	699
773	186	210	469	687
523	750	421	592	603

問7

521	249	114	201	512
163	342	559	232	433
473	540	357	281	173
189	274	390	512	491
597	408	397	124	249

問8

825	703	622	549	314
408	881	721	687	566
703	351	449	845	784
641	509	349	491	807
549	759	608	511	387

解答 問1 223 問2 564 問3 788 問4 138 問5 842・488
問6 333・750 問7 249・512 問8 703・549

重さ当てドリル①

各問1分で解きましょう。

正答数 ／3問

各問のA～Dの４種の重りは、それぞれ重さが異なります。４つのはかりに表示された重さから推測して、A～Dの重りの重さ１つ当たりがそれぞれ何グラムかを導き、解答欄に記入してください。

実施日　月　日

ポイント! A～Dのうち、特定しやすい重りの重さから考え、メモをせずに暗算で解いていくと、短期記憶の訓練に効果的です。

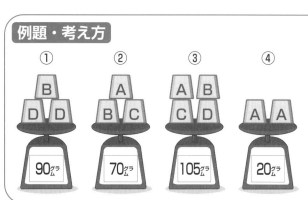

例題・考え方

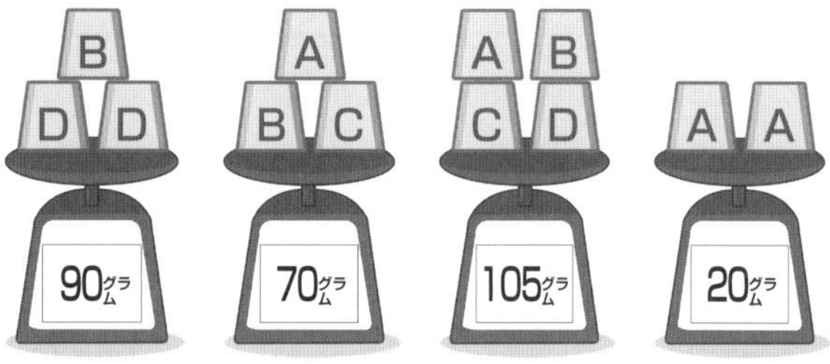

1 ③のはかりの数字から②のはかりの数字を引けば、Dの重さが特定できる。
2 ④のはかりの数字を２で割れば、Aの重さがわかる。
3 ①のはかりの数字からD２つ分の重さを引けば、Bの重さがわかる。
4 1～3でABDの重さがわかれば、②や③のはかりの数字からCの重さが特定できる。

解答 A＝ 10 グラム　B＝ 20 グラム　C＝ 40 グラム　D＝ 35 グラム

問1

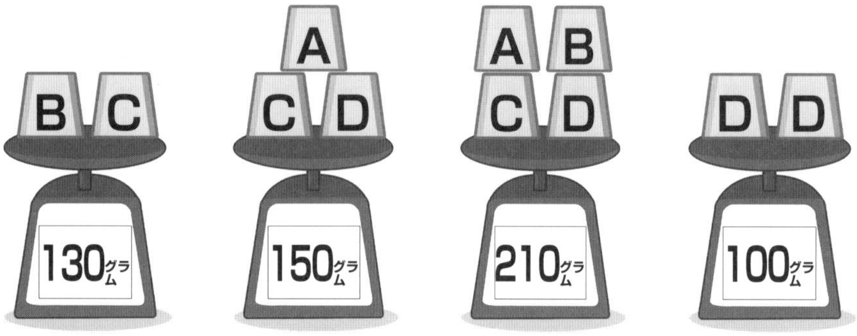

解答
A＝＿＿＿＿グラム
B＝＿＿＿＿グラム
C＝＿＿＿＿グラム
D＝＿＿＿＿グラム

問2

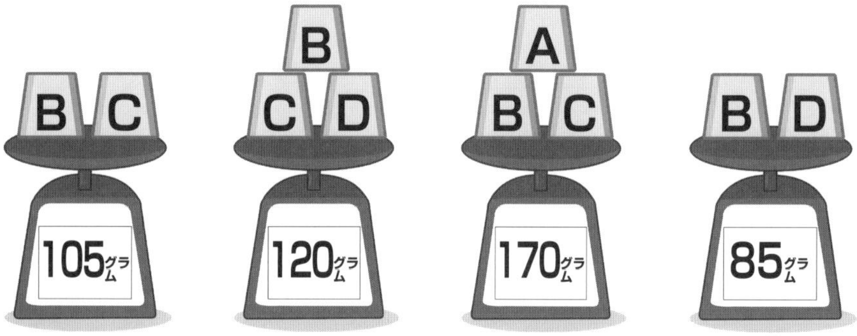

解答
A＝＿＿＿＿グラム
B＝＿＿＿＿グラム
C＝＿＿＿＿グラム
D＝＿＿＿＿グラム

問3

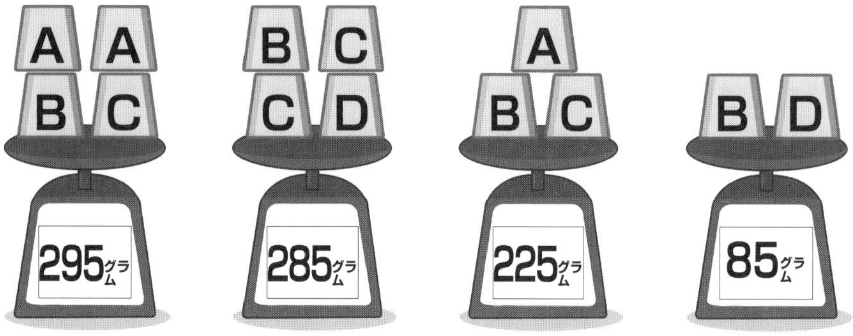

解答
A＝＿＿＿＿グラム
B＝＿＿＿＿グラム
C＝＿＿＿＿グラム
D＝＿＿＿＿グラム

7日目 イラスト間違い探し①

各問1分で覚えましょう。

正答数 ／6問

下のイラストを１分間よく見て、できるだけ多くの情報を記憶してください。記憶し終わったら、次のページの問題に進み、異なっているところを３つ探しましょう。問１と問２は別々に解いてください。

実施日

月　　日

ポイント！ 「正」のイラストを一時的に記憶した後、「誤」のイラストを見ます。難しい場合は表裏で「正」と「誤」のイラストを見比べてもOKです。

問1 下のイラストを１分で覚えたら、次のページの問題に答えてください。

正のイラスト

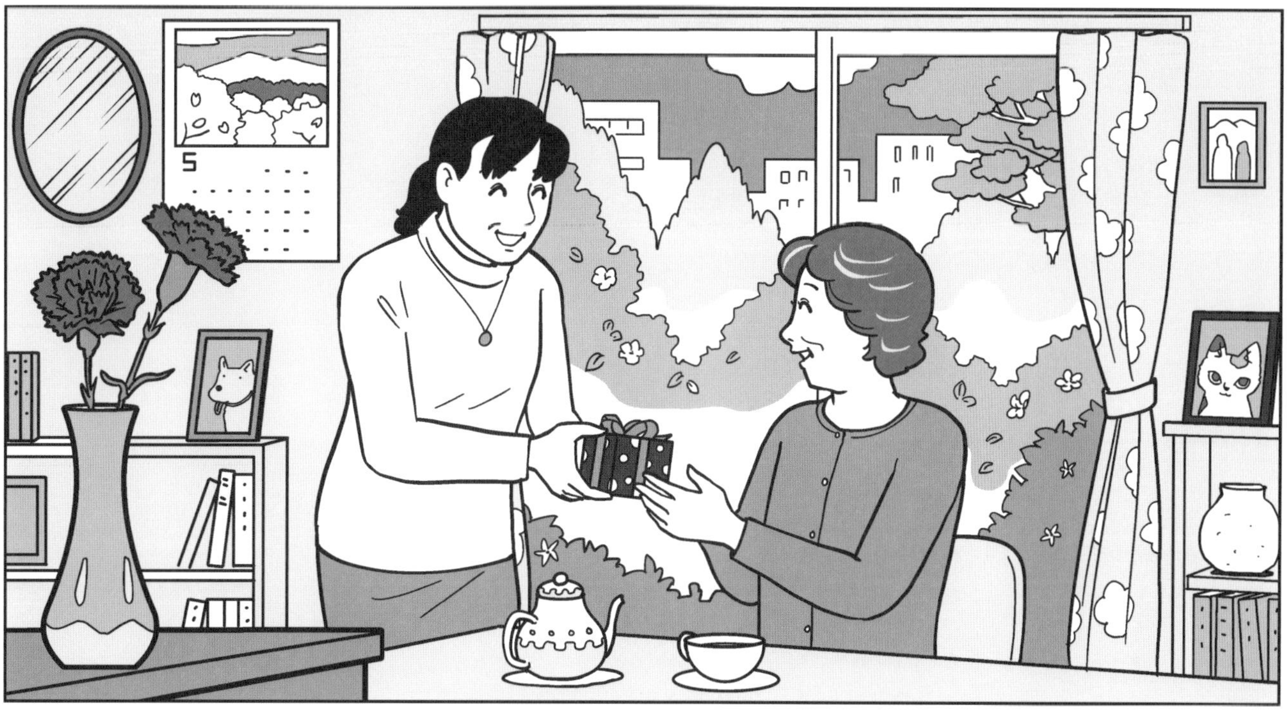

問2 下のイラストを１分で覚えたら、次のページの問題に答えてください。

正のイラスト

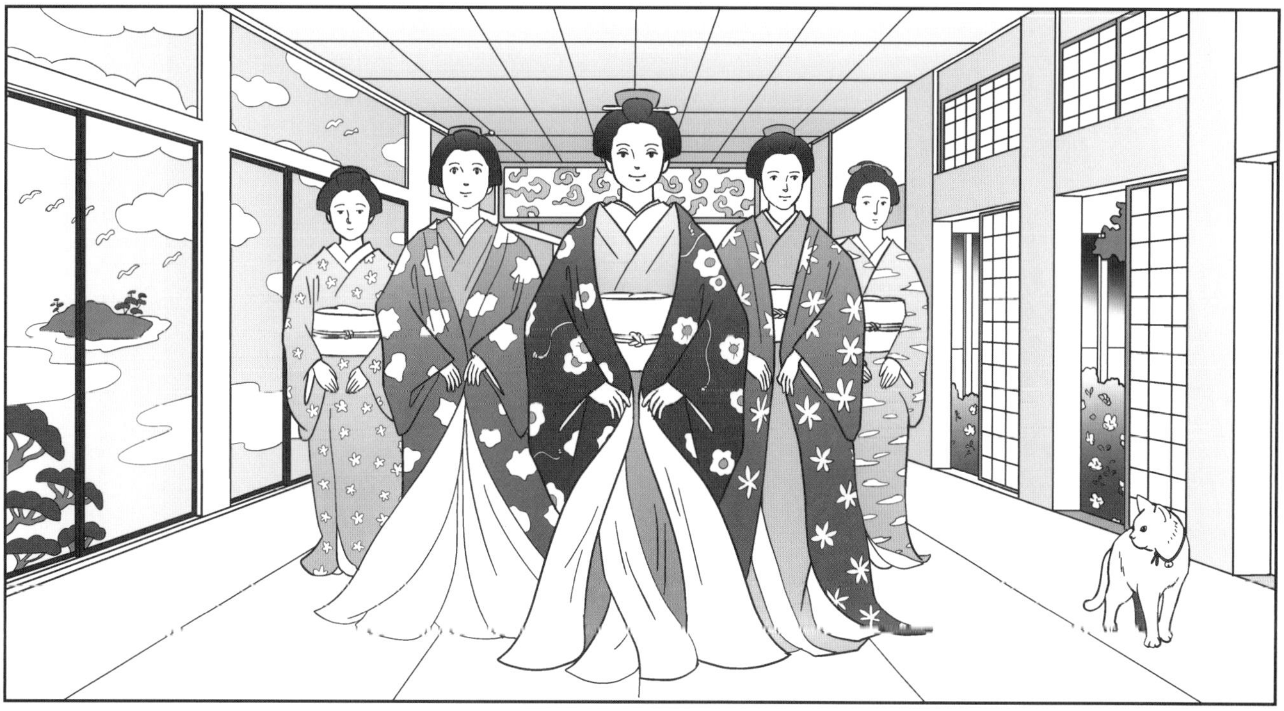

問1 前のページのイラストを思い出しながら、
異なる場所を3つ探して○で囲みましょう。

誤のイラスト

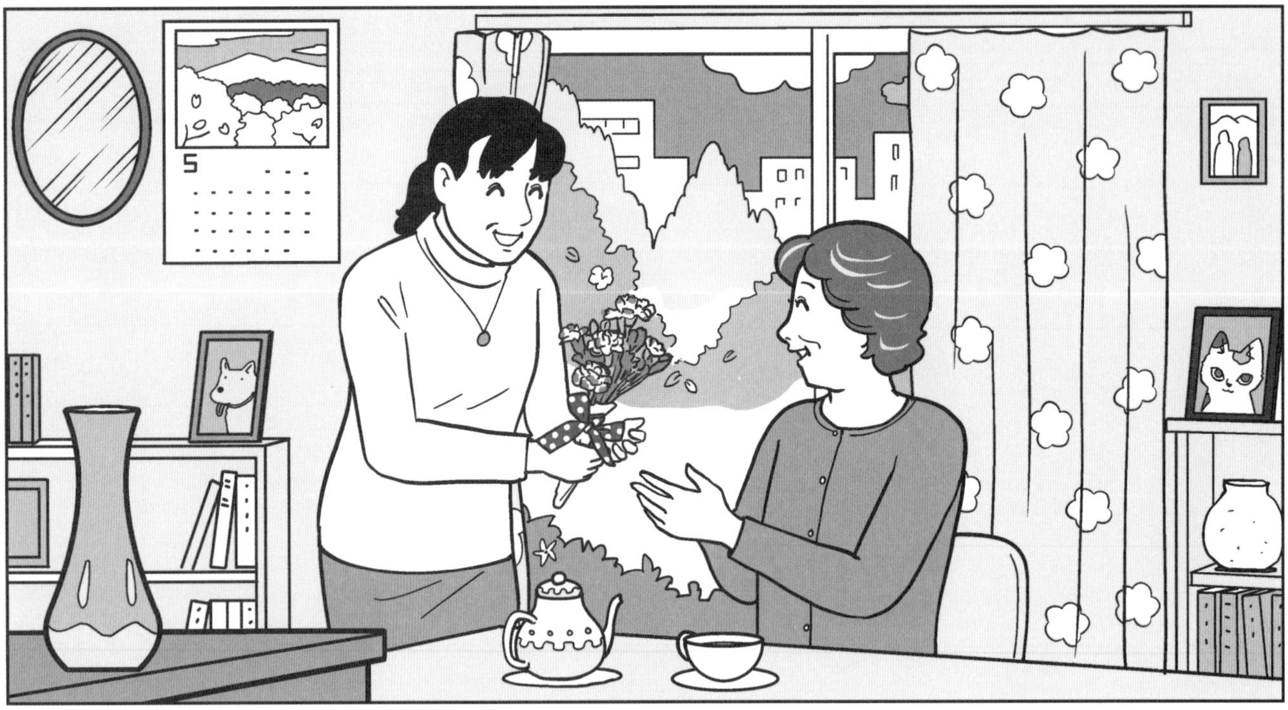

問2 前のページのイラストを思い出しながら、
異なる場所を3つ探して○で囲みましょう。

誤のイラスト

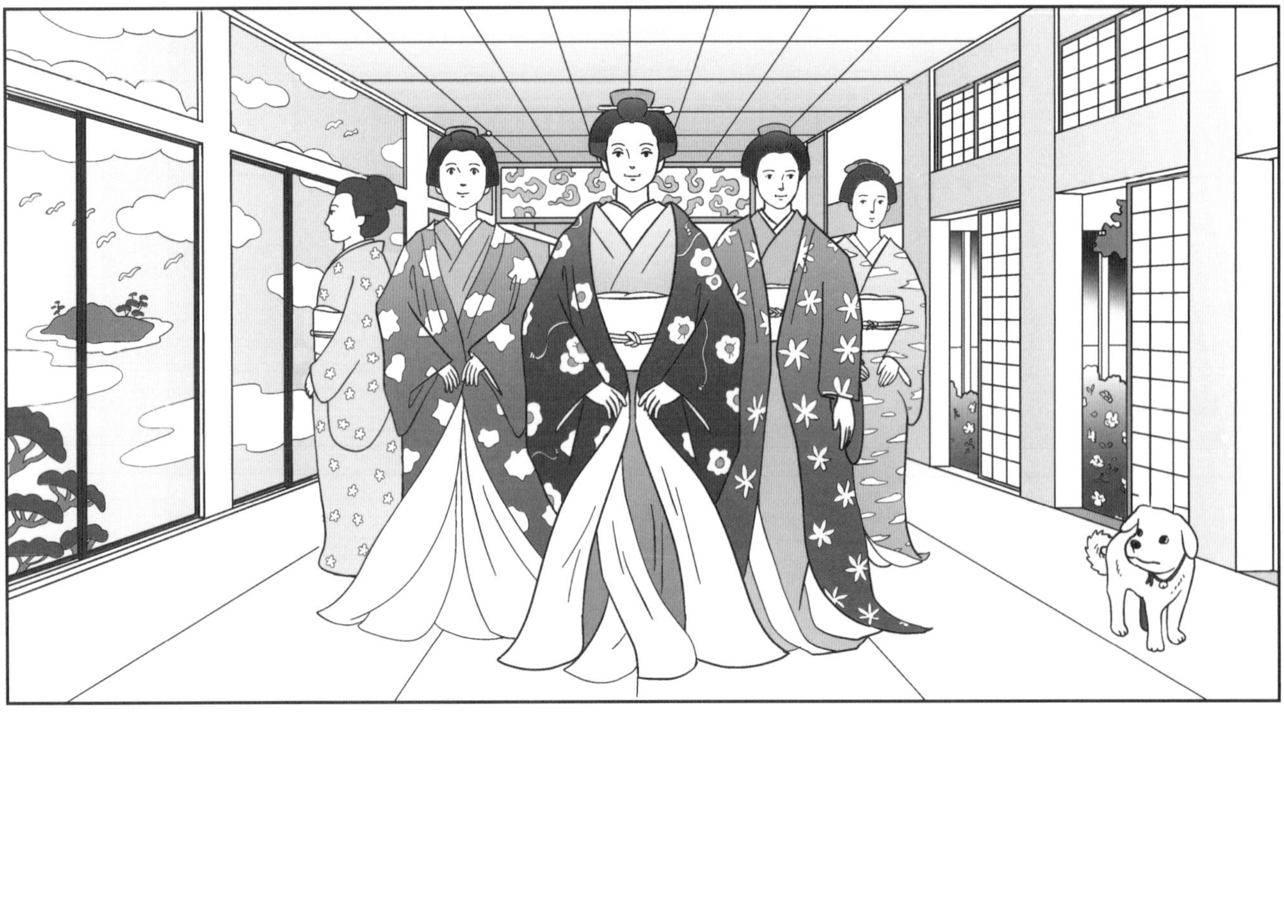

解答は71ページ

8日目 ひらがな計算②

各問1分で解きましょう。

正答数　／18問

実施日　月　日

ひらがなで書かれた①～⑱までの計算式を、頭の中で数字と＋・－の計算記号に置き換えて解答を導き出してください。数字は１ケタか２ケタです。メモをしないで、暗算で計算していきましょう。

ポイント！ 計算の途中で出た数字を頭の中にしっかり保持しながら、問題を読み進めていくことが、短期記憶の訓練にピッタリです。

① ごたすにたすいちひくさんひくよん＝□

② はちひくごたすよんたすにひくなな＝□

③ にたすはちひくきゅうたすよんたすさん＝□

④ ろくひくにたすななひくさんたすよん＝□

⑤ ななたすきゅうたすごひくにたすはち＝□

⑥ いちたすにたすろくひくよんひくさんたすはち＝□

⑦ さんひくいちたすななひくろくたすごひくに＝□

⑧ よんたすろくひくさんひくごたすはちひくなな＝□

⑨ きゅうひくにたすよんひくさんたすろくひくご＝□

⑩ はちたすろくたすななひくにたすさんひくよん＝□

⑪ さんたすごたすじゅうにひくじゅうろく＝□

⑫ じゅうさんひくはちたすじゅうよんたすなな＝□

⑬ にじゅうさんひくろくひくきゅうたすじゅうろく＝□

⑭ じゅうよんたすよんひくにたすじゅうなな＝□

⑮ きゅうじゅうひくよんじゅうごひくはちひくきゅう＝□

⑯ じゅうごたすさんじゅうごひくよんじゅうたすじゅうに＝□

⑰ よんじゅうはちひくにじゅうよんひくにじゅうたすじゅうご＝□

⑱ じゅうななひくじゅうさんたすじゅうろくたすにじゅうに＝□

解答
①1 ②2 ③8 ④12 ⑤27 ⑥10 ⑦6 ⑧3 ⑨9 ⑩18
⑪4 ⑫26 ⑬24 ⑭33 ⑮28 ⑯22 ⑰19 ⑱42

各問1分で解きましょう。

正答数 ／4問

8日目 当てはめ計算式②

実施日 月 日

左の9つの数字を1回ずつすべて使い、右の計算式に当てはめ、解答が同じ数字になる3つの足し算を作ってください。数字の組み合わせが合っていれば、順番は異なっていてもかまいません。

ポイント! どの数字を組み合わせれば解答の数字になるかを試行錯誤することで、脳の前頭前野が活性化し、短期記憶が強化されます。

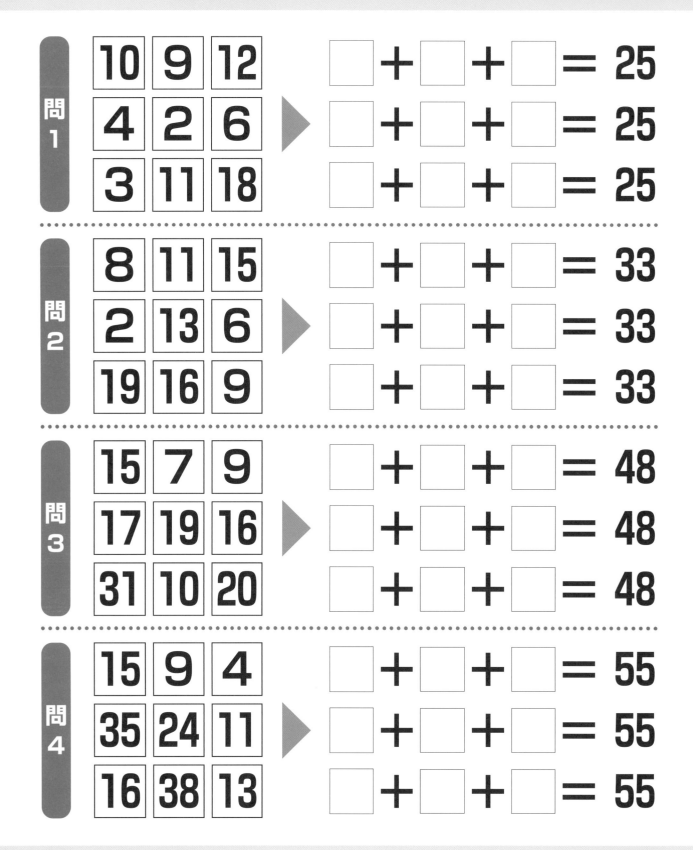

問1

10	9	12
4	2	6
3	11	18

□＋□＋□＝25

□＋□＋□＝25

□＋□＋□＝25

問2

8	11	15
2	13	6
19	16	9

□＋□＋□＝33

□＋□＋□＝33

□＋□＋□＝33

問3

15	7	9
17	19	16
31	10	20

□＋□＋□＝48

□＋□＋□＝48

□＋□＋□＝48

問4

15	9	4
35	24	11
16	38	13

□＋□＋□＝55

□＋□＋□＝55

□＋□＋□＝55

解答 問1 2+11+12 6+9+10 3+4+18 問2 9+11+13 2+15+16 6+8+19
問3 9+19+20 15+16+17 7+10+31 問4 9+11+35 4+13+38 15+16+24

9日目

おちゃめ動物クイズ①

各問1分で覚えましょう。

正答数 ／8問

各問で、それぞれの動物がおちゃめ心で自分と異なる動物の名前を名乗っています。どの動物がどの名前を名乗っているかを覚え、次のページの問題に答えてください。問１と問２は別々に行います。

実施日

月　　日

ポイント! イラストに惑わされず、動物と名前の組み合わせを覚えることで、記憶を正しく保持する力の訓練になります。

問1 どの動物がどの名前を名乗っているかを１分で覚えてください。

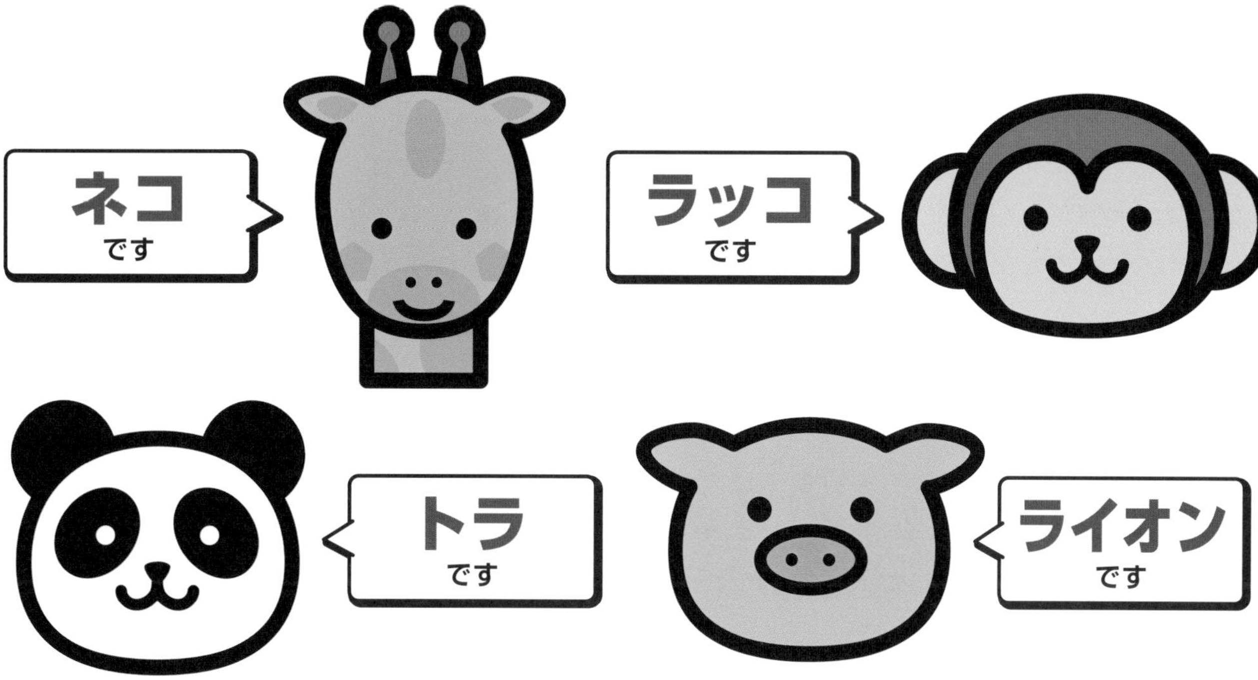

問2 どの動物がどの名前を名乗っているかを１分で覚えてください。

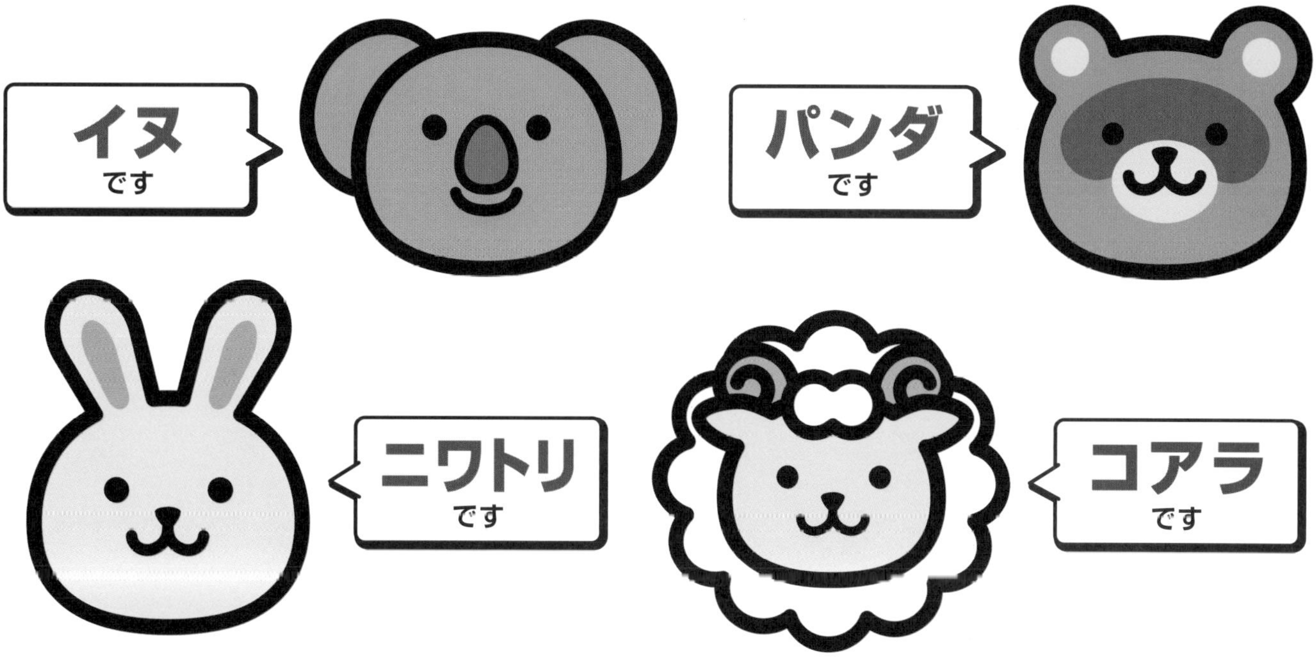

問1 前のﾍﾟｰｼﾞの動物がシャッフルされて並んでいます。
どの動物がどの名前を名乗っていたかを空欄に書いてください。

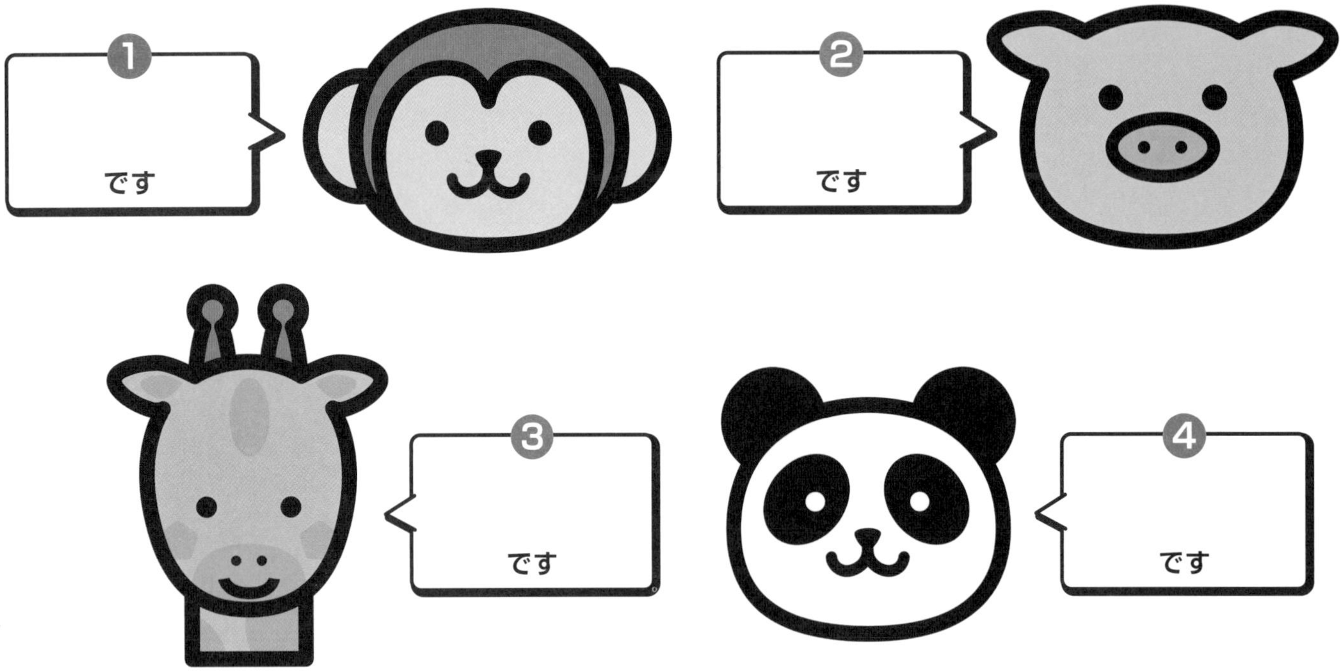

問2 前のﾍﾟｰｼﾞの動物がシャッフルされて並んでいます。
どの動物がどの名前を名乗っていたかを空欄に書いてください。

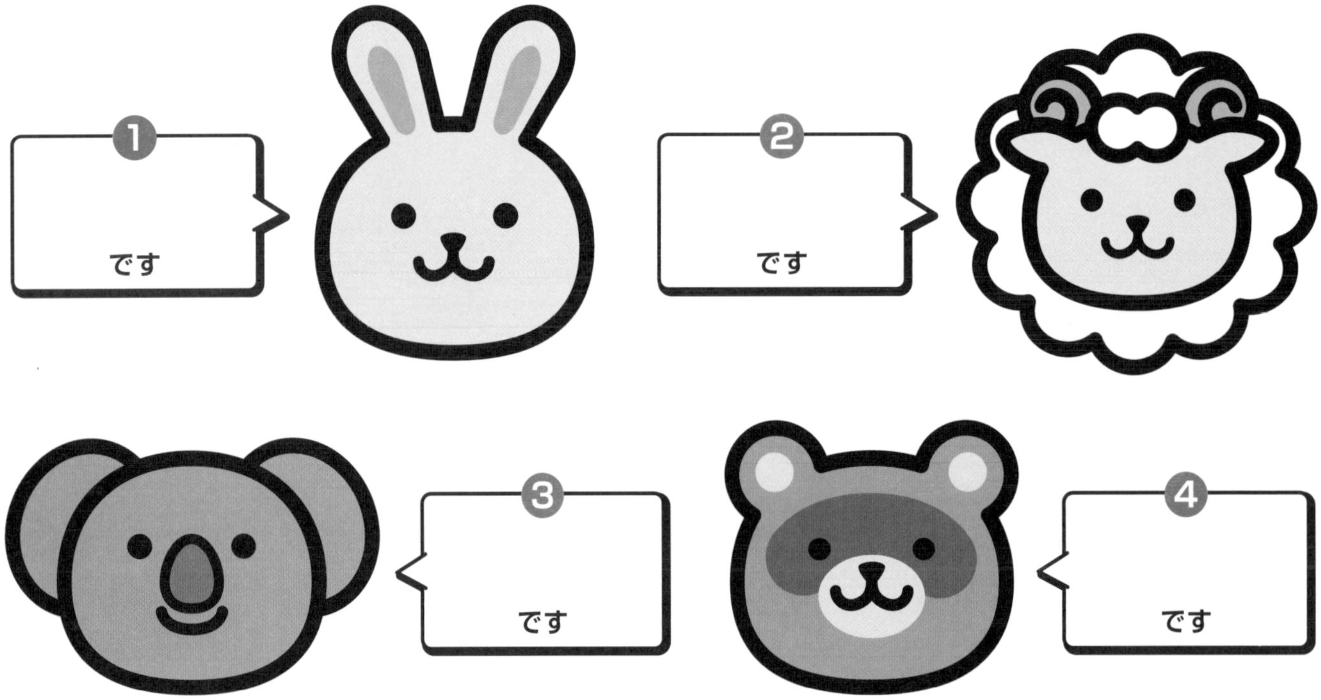

解答
問1 ①ラッコ ②ライオン ③ネコ ④トラ
問2 ①ニワトリ ②コアラ ③イヌ ④パンダ

10日目 ピラミッド計算②

各問1分で解きましょう。

正答数 ／6問

隣にある数字を足した答えを真上に書き込んでいくピラミッド計算のドリルです。各問、数字がアルファベットに置き換えられている場所があるので、どの数字を入れれば正しくなるか考えてください。

実施日

月　　日

ポイント! 周囲の数字から推測して計算の答えを導くことで、脳の前頭前野を活性化し、短期記憶の強化につながります。

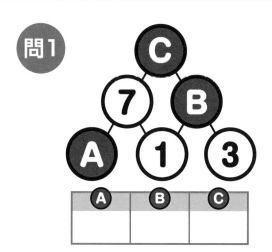

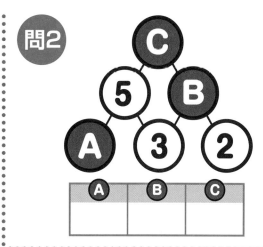

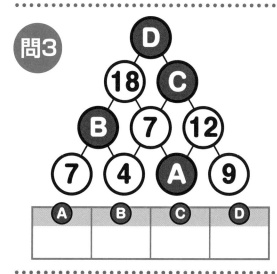

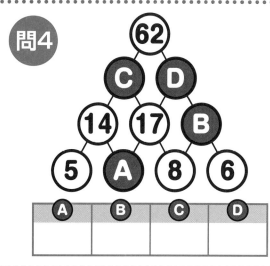

問1

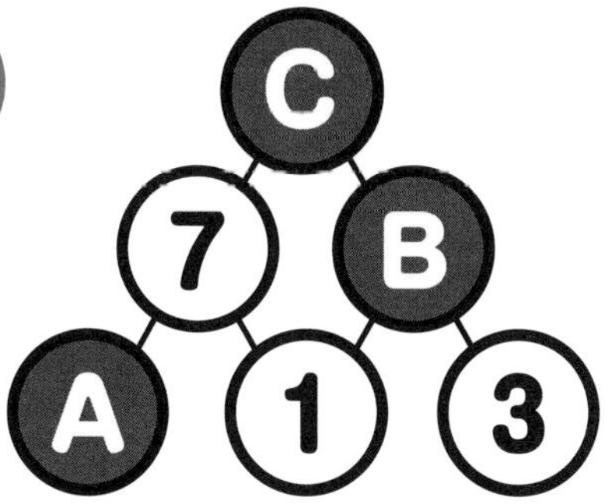

A	B	C

問2

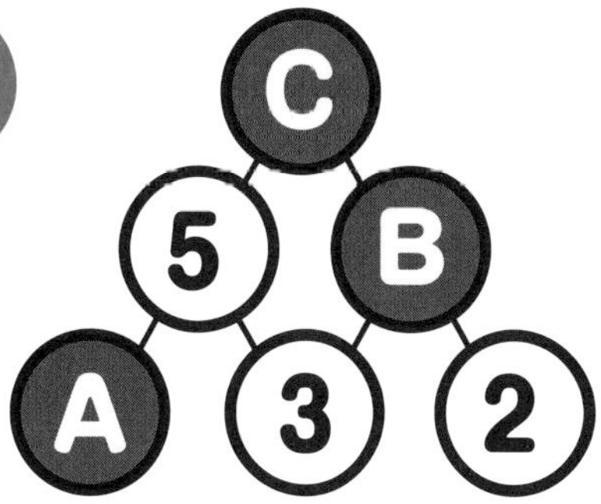

A	B	C

問3

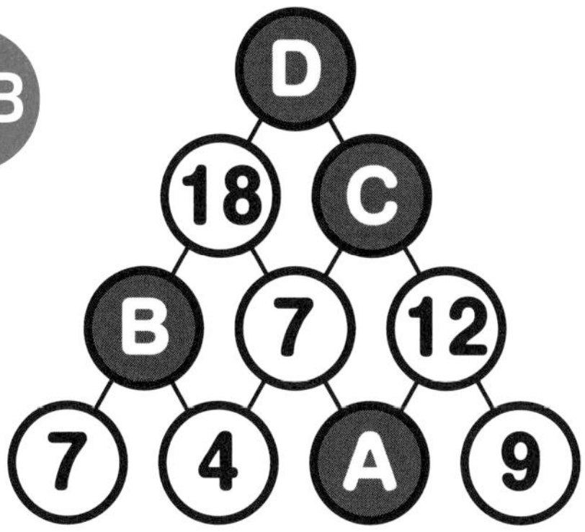

A	B	C	D

問4

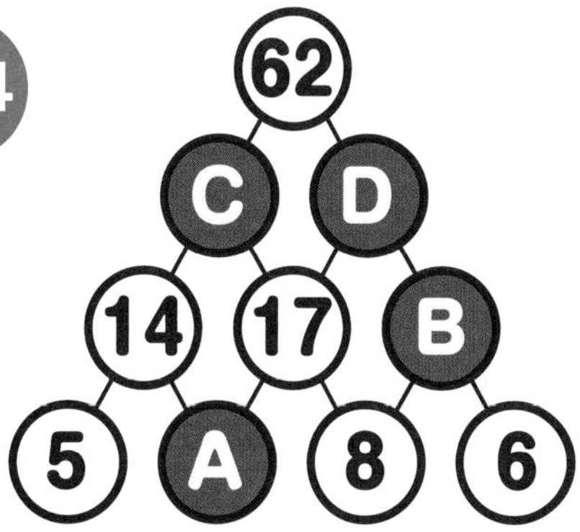

A	B	C	D

問5

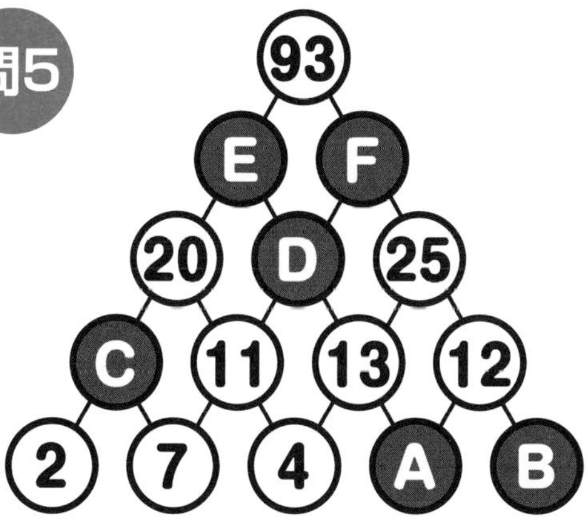

A	B	C	D	E	F

問6

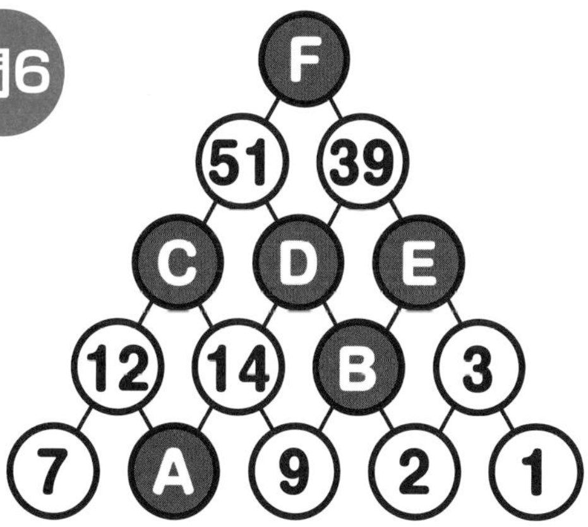

A	B	C	D	E	F

解答 問1 A6 B4 C11 問2 A2 B5 C10 問3 A3 B11 C19 D37 問4 A9 B14 C31 D31
問5 A9 B3 C9 D24 E44 F49 問6 A5 B11 C26 D25 E14 F90

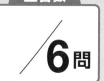

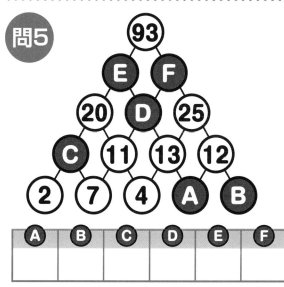

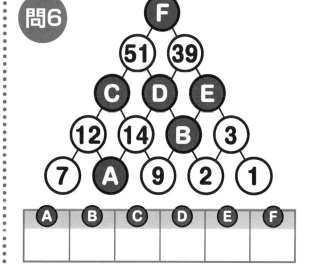

10日目 ピタリ100計算②

各問1分で解きましょう。

正答数 ／16問

実施日 月 日

❶～⑯で提示されている４つの数字のうち、３つの数字を足すとぴったり100になる組み合わせがあります。この組み合わせに当てはまらない数字が何かを答えてください。できるだけ早く答えましょう。

ポイント! ３つの数字の足し算を頭の中で何通りも行い、その結果を覚えておくことが、短期記憶のトレーニングになり正解にも近づきます。

❶

55	30
21	15

❷

45	34
5	61

❸

56	19
25	32

❹

18	44
28	38

❺

26	42
65	9

❻

28	39
19	42

❼

72	16
12	19

❽

13	59
69	18

❾

39	44
17	41

❿

4	13
70	26

⓫

37	31
28	41

⓬

22	32
46	38

⓭

42	26
29	32

⓮

39	7
54	12

⓯

32	36
37	31

⓰

11	22
66	23

解答 ❶21 ❷45 ❸32 ❹28 ❺42 ❻28 ❼19 ❽59 ❾41 ❿13 ⓫37 ⓬38 ⓭29 ⓮12 ⓯36 ⓰22

11日目

実施日

月　日

短期記憶力チェックテスト……1

10日間のトレーニングお疲れ様でした。ここでは、あなたの短期記憶力がどれだけ強化できたかを試すチェックテストを行います。❶❷❸の手順に沿って問題を解き、短期記憶ドリルの成果を確認しましょう。

❶ 下のイラストを1分よく見て覚えたら、次のページの問題に答えてください。

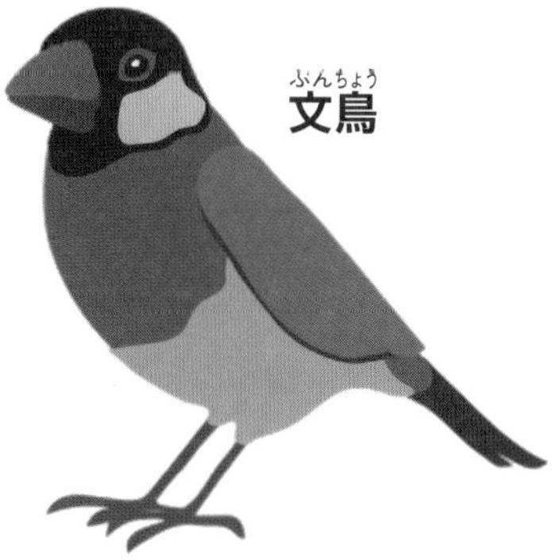

文鳥（ぶんちょう）

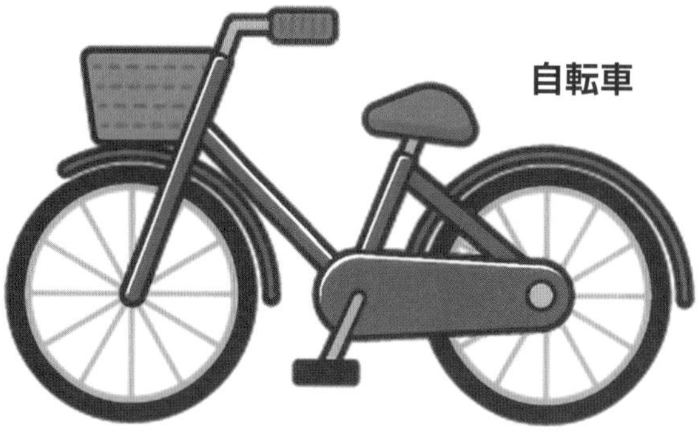

自転車

クラゲ

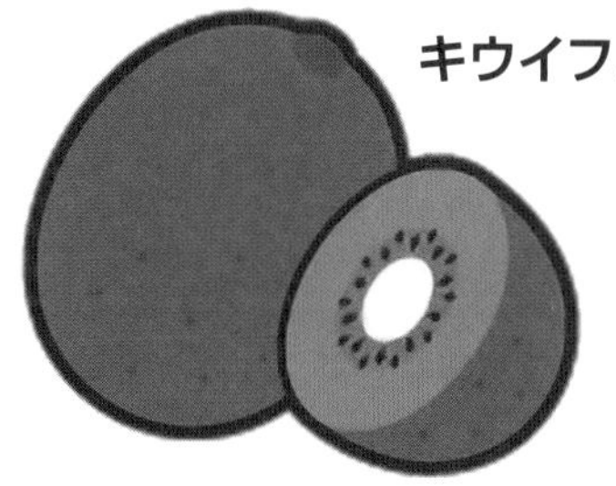

キウイフルーツ

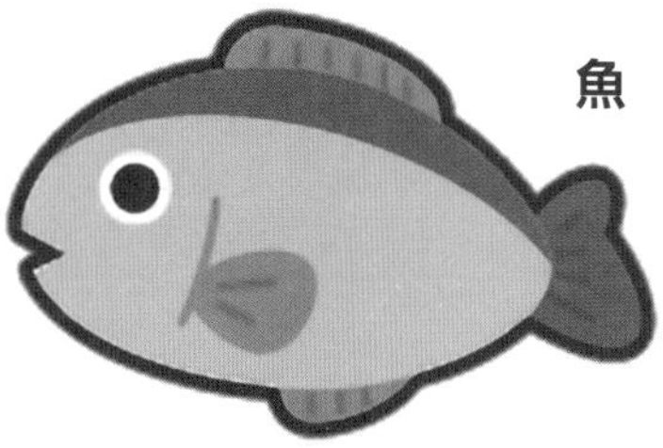

魚

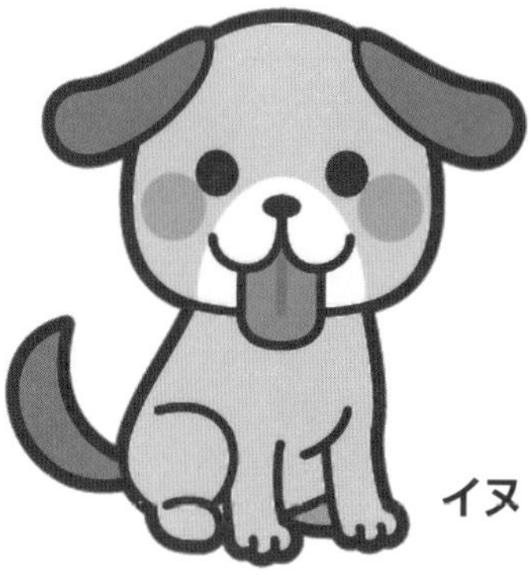

イヌ

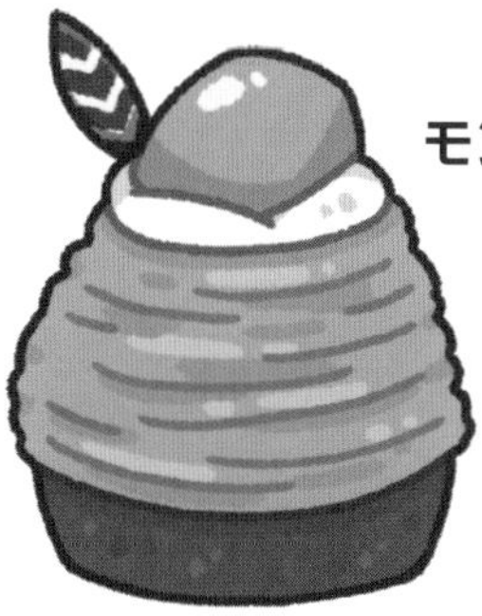

モンブラン

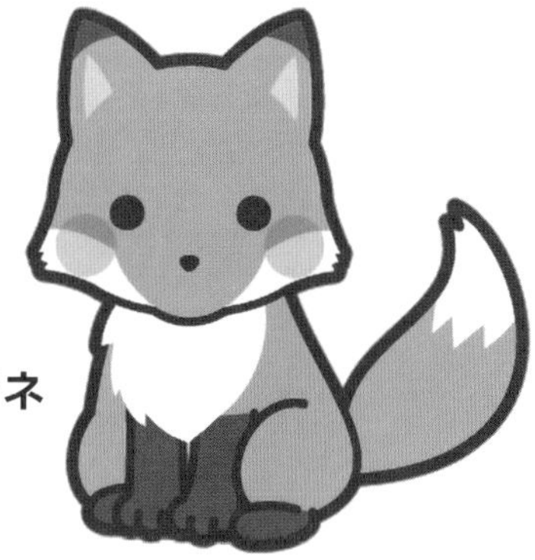

キツネ

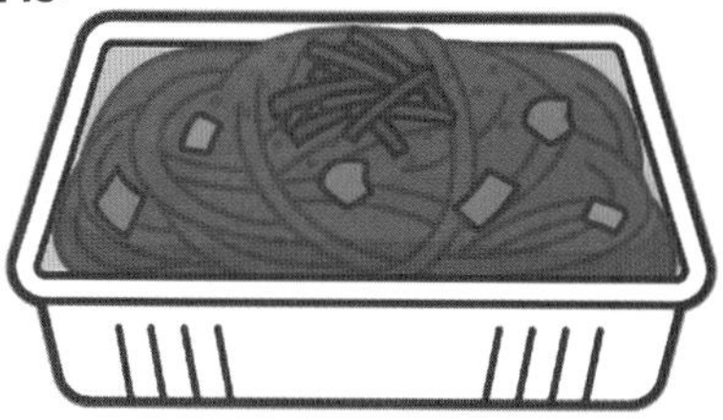

焼きそば

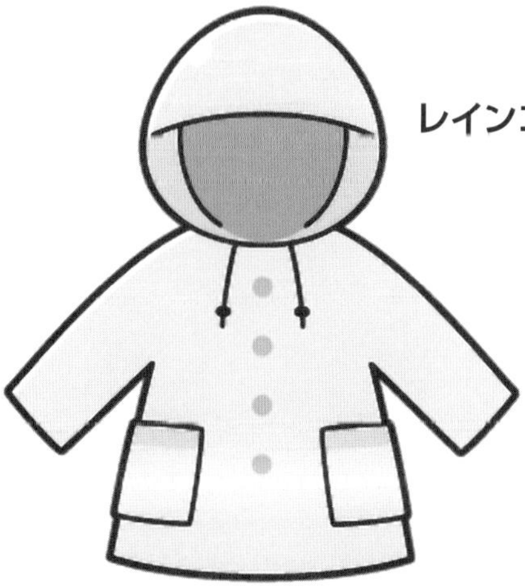

レインコート

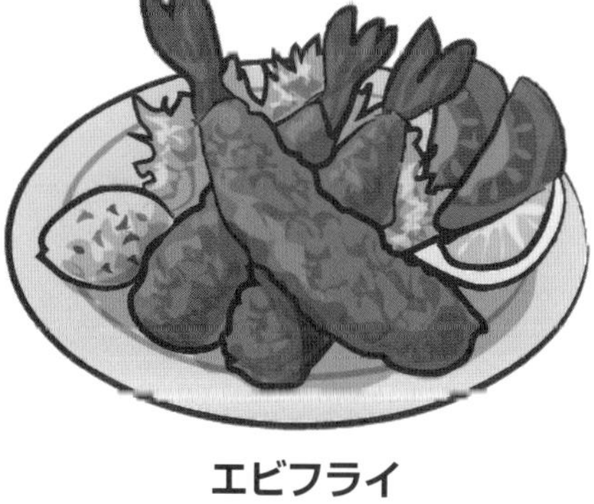

エビフライ

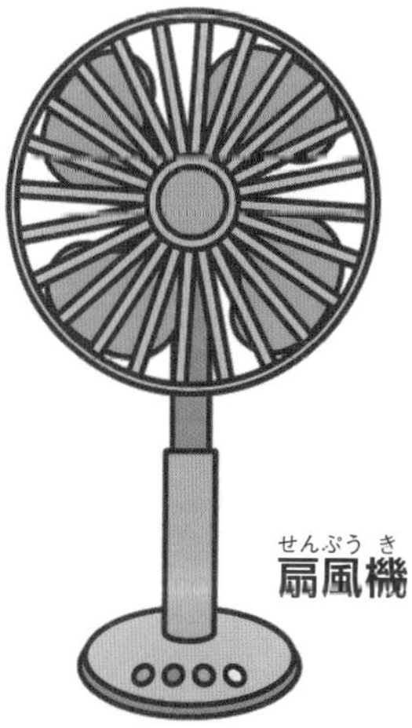

扇風機（せんぷうき）

❷ 簡単な計算問題と漢字の読み書きです。漢字には読みがなを、ひらがなには漢字を入れます。できるだけ早く1分以内にすべての問題に答えましょう。この問題の解答は下部にありますが、答え合わせは❸の問題を済ませてから行ってください。

① 会 議 ▶	⑤ 効 果 ▶	⑨ 解 決 ▶
② 3 − 2 ▶	⑥ 10÷2 ▶	⑩ 7 ＋ 0 ▶
③ もくひょう ▶	⑦ もんだい ▶	⑪ ていあん ▶
④ 5 ＋ 4 ▶	⑧ 6 × 1 ▶	⑫ 2 ＋ 8 ▶

❸ ①で覚えた12個のイラストを思い出してその名前を書いてください。制限時間は3分です。（解答は順不同で可）

書き終えたら前のページのイラストを見て答え合わせをしましょう。
❸で正解した個数であなたの短期記憶力をチェックします。

- **1〜4個** ▶ 頑張りましょう！
- **5〜10個** ▶ 順調に成果が出ています
- **11〜12個** ▶ すばらしい！

❸の正答数

／12問

解答 ①かいぎ ②1 ③目標 ④9 ⑤こうか ⑥5 ⑦問題 ⑧6 ⑨かいけつ ⑩7 ⑪提案 ⑫10

12日目 長寿の秘訣クイズ①

1分で覚えましょう。

正答数 ／6問

健康長寿と体内時計に関する文章を約１分で音読し、情報をできるだけ多く記憶してください。音読が終わったら、次の㌻の問題に進み、各問の正しい情報に○をつけてください。

実施日 月 日

ポイント! 音読で読み上げた大事な情報を、自分でしっかり押さえて覚えておき、必要に応じて思い出す、短期記憶力強化のトレーニングです。

●下の文章を約１分で音読したら、次の㌻の問題に答えてください。

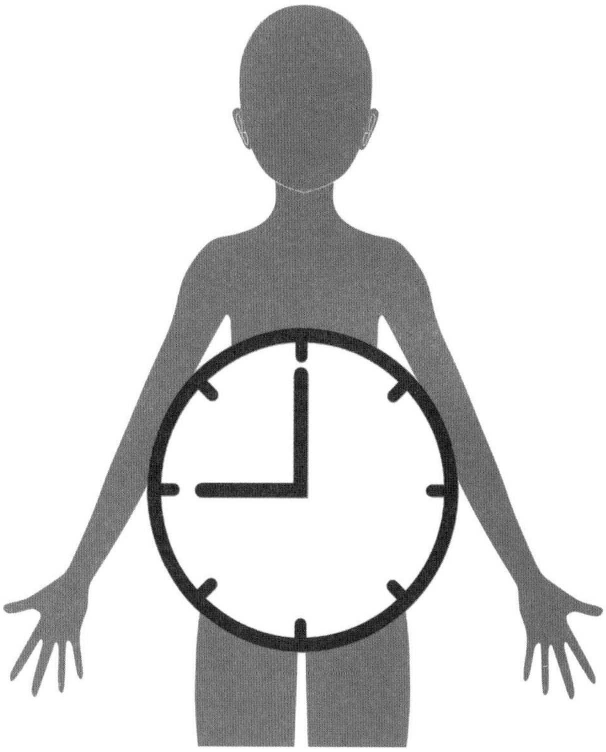

健康長寿のためには、規則正しい生活を送ることが重要です。私たちの体には、体温、血圧、脈拍、睡眠などの約１日のリズムを調節している「体内時計」が備わっていて、この働きが悪くなると、高血圧・高血糖といった生活習慣病や消化器疾患、不眠・うつ病のような精神疾患などさまざまな病気を招く原因になるのです。

体内時計は、脳の視交叉上核（しこうさじょうかく）という場所にある「中枢時計」と、筋肉や皮膚、内臓など体の各細胞の中にある「末梢（まっしょう）時計」の２種があり、これらが同調することで、１日のリズムが正しく刻まれます。体内時計の働きに深くかかわっているのが、メラトニンと呼ばれるホルモンです。メラトニンは、朝の光を浴びると約15時間後に分泌（ぶんぴつ）が始まり夜間の熟睡を促す大切なホルモンです。そのため、メラトニンの分泌を促すには、まずは朝起きたらカーテンを開けて日光を浴びましょう。また、「日中は積極的に体を動かす」「就寝１～２時間前にはぬるめの湯に入浴する」なども有効です。

長寿の秘訣クイズ①

●前のページの文章の内容を思い出しながら各問の正解を○で囲みましょう。

❶ 体内時計が調節している体の働きとして、
本文中になかったものは次のうちどれですか？

（血圧・脈拍・呼吸）

❷ 体内時計の働きが悪くなると起こる病気として、
本文になかったものはどれですか？

（消化器障害・精神疾患・関節痛）

❸ 体内時計の一種である「中枢時計」があるのは、
脳のどの部位ですか？

（視床下部室傍核・視索上核・視交叉上核）

❹ 体内時計の一種で、体の各細胞にあるのはどれですか？

（末梢時計・末小時計・末床時計）

❺ 体内時計の働きに深くかかわるホルモンの名前は
次のうちどれですか？

（アドレナリン・セロトニン・メラトニン）

❻ 体内時計を正す習慣として、正しいのは次のうちどれですか？

（朝、カーテンを閉じて静かに過ごす・
日中は積極的に体を動かす・
就寝１～２時間前に熱い湯につかって入浴する）

解答 ❶呼吸 ❷関節痛 ❸視交叉上核 ❹末梢時計 ❺メラトニン ❻日中は積極的に体を動かす

13日目 神経衰弱ドリル②

各問1分で解きましょう。

正答数 ／8問

実施日 月 日

各問、3ケタの数字がランダムに並んでいます。この中から同じ数字のペアを見つけ、それぞれ○をつけてください。問1～問4には数字のペアが1組、問5～問8には2組あります。

ポイント! 一時的に3ケタの数字を覚えて多数の数字の中から同じ数字を探すことで、短期記憶が磨かれます。

問1

510	458	379	112	237
301	298	131	431	543
458	589	321	409	275
928	158	197	288	318

問2

532	732	198	823	346
336	845	148	708	548
591	222	732	130	891
365	389	888	129	704

問3

194	911	608	208	782
937	112	298	794	611
705	208	677	904	173
189	994	658	221	731

問4

904	338	214	614	574
326	670	992	200	512
508	696	387	214	956
931	309	298	633	555

問5

224	609	891	108	918
513	692	246	823	143
985	509	673	609	542
932	177	854	282	804
291	123	950	513	633

問6

960	117	639	505	934
802	312	517	809	340
671	900	117	951	165
698	538	823	960	378
843	590	654	101	352

問7

661	807	422	370	512
891	159	484	854	630
312	573	132	591	107
387	659	825	406	463
891	682	355	107	500

問8

245	870	416	628	748
105	168	183	724	671
402	819	227	283	807
435	671	776	139	168
797	659	489	891	279

解答 問1 458 問2 732 問3 208 問4 214 問5 609・513
問6 960・117 問7 891・107 問8 168・671

各問1分で解きましょう。

正答数 ／4問

13日目 重さ当てドリル②

各問のA～Dの４種の重りは、それぞれ重さが異なります。４つのはかりに表示された重さから推測して、A～Dの重りの重さ１つ当たりがそれぞれ何グラムかを導き、解答欄に記入してください。

実施日 月 日

ポイント! A～Dのうち、特定しやすい重りの重さから考え、メモをせずに暗算で解いていくと、短期記憶の訓練に効果的です。

問1

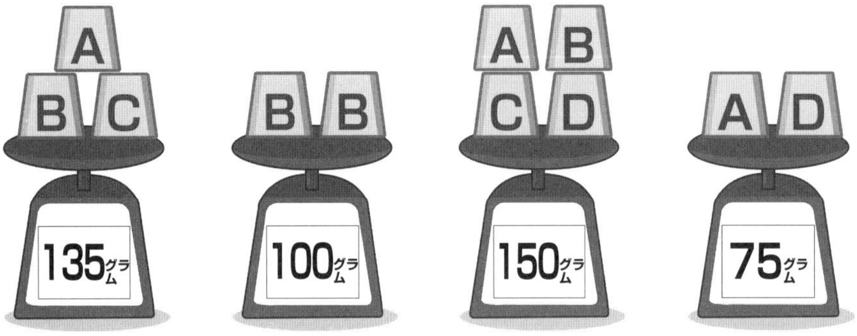

解答

A=＿＿グラム
B=＿＿グラム
C=＿＿グラム
D=＿＿グラム

問2

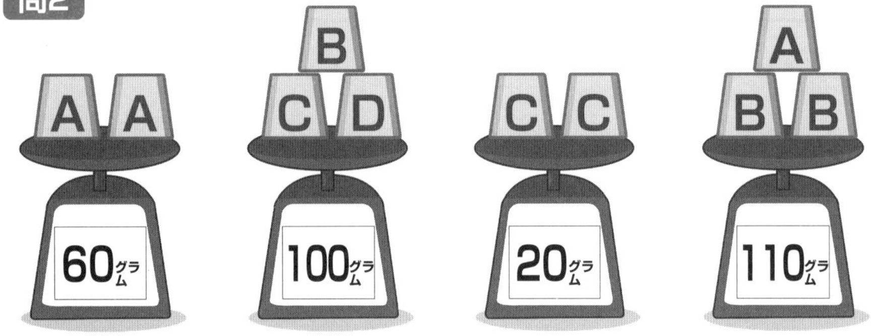

解答

A=＿＿グラム
B=＿＿グラム
C=＿＿グラム
D=＿＿グラム

問3

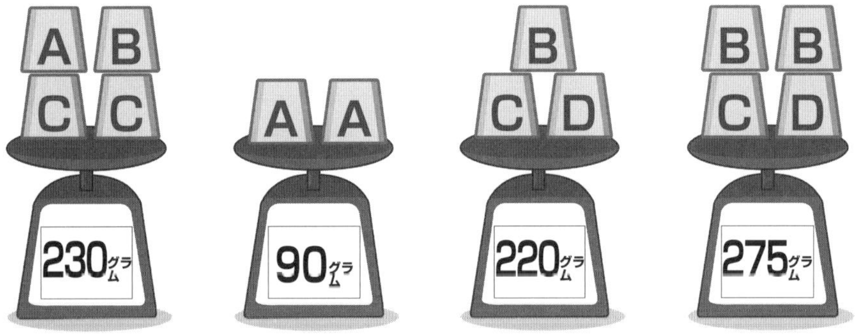

解答

A=＿＿グラム
B=＿＿グラム
C=＿＿グラム
D=＿＿グラム

問4

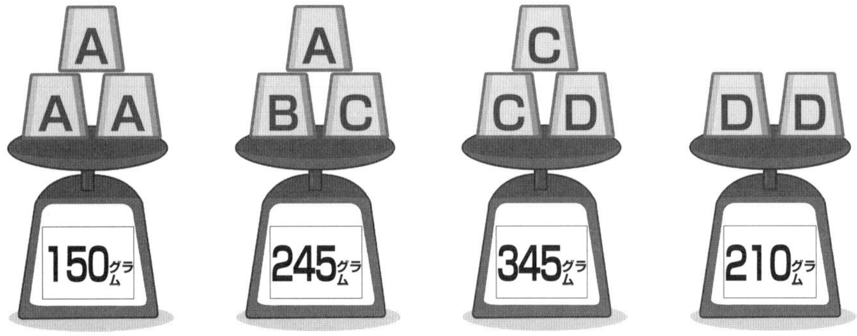

解答

A=＿＿グラム
B=＿＿グラム
C=＿＿グラム
D=＿＿グラム

解答 問1 A=60 B=50 C=25 D=15 問2 A=30 B=40 C=10 D=50
問3 A=45 B=55 C=65 D=100 問4 A=50 B=75 C=120 D=105

14日目

イラスト記憶クイズ

1分で覚えましょう。

正答数　／6問

下のイラストを1分よく見て、できるだけ多くの情報を記憶してください。記憶し終わったら、次のﾍﾟｰｼﾞの問題に進み、各問の正しい情報に○をつけましょう。

実施日　月　日

ポイント! イラスト内のどこに何があるか、人や動物がどんな状態かを、具体的な言葉にして覚えるのがコツです。

●下のイラストを1分で覚えたら、次のﾍﾟｰｼﾞの問題に答えてください。

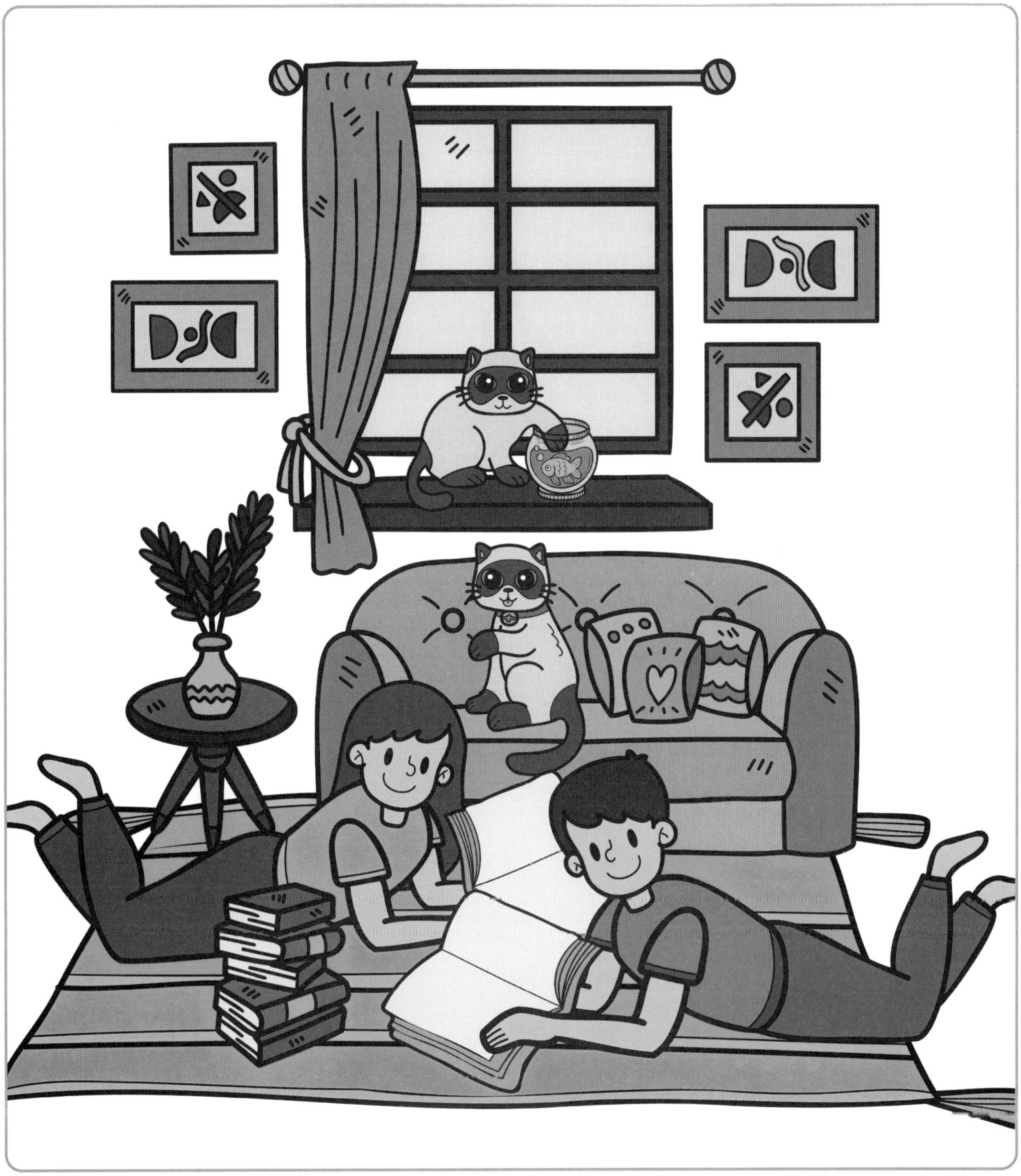

●前の㌻のイラストを思い出しながら各問の正解を○で囲みましょう。

❶ 床に寝そべる男性と女性のうち、本を広げていたのはどちらでしたか？　または2人とも広げていましたか？

（男性だけ・女性だけ・２人とも）

❷ カーテンは開いていましたか？　閉まっていましたか？

（開いていた・閉まっていた）

❸ 窓のそばにいるねこのようすで、次のうち誤っているのはどれですか？

（金魚鉢に手を入れている・口を閉じている・首輪をつけている）

❹ 床に積んである本は何冊ありましたか？

（４冊・５冊・６冊）

❺ 壁に飾られていた絵の数はいくつありますか？

（４つ・５つ・６つ）

❻ 観葉植物がのっている台の脚の数はいくつですか？

（１脚・３脚・４脚）

解答 ❶2人とも ❷開いていた ❸首輪をつけている ❹5冊 ❺4つ ❻3脚

15日目

穴うめ地図ドリル②

1分で覚えましょう。

正答数 　／5問

実施日 　月 　日

問題の地図を1分よく見て、どこに何があるかを覚えます。次の㌻の問題では、地図が部分的に空欄になっているので、何があったかを思い出して空欄をうめてください。

ポイント! 地図の風景のイメージを頭に思い浮かべたり、施設名を語呂合わせにしたりして、工夫して覚えましょう。

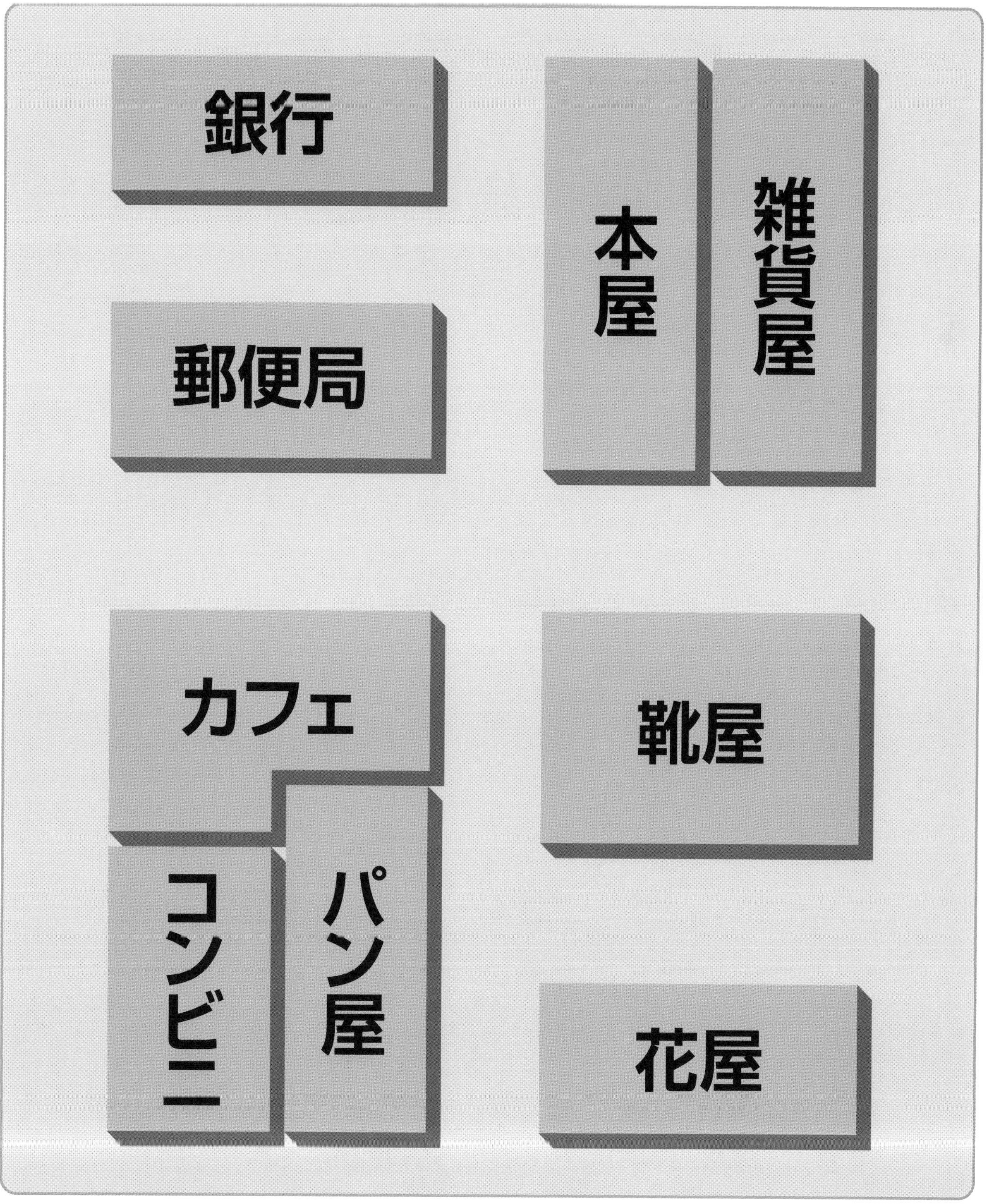

問題 前の㌻の地図を思い出し、❶～❺の空欄にあった施設名を下の選択肢から選んで記号で解答してください。
選択肢の中には、前の㌻の地図になかった施設名もあります。

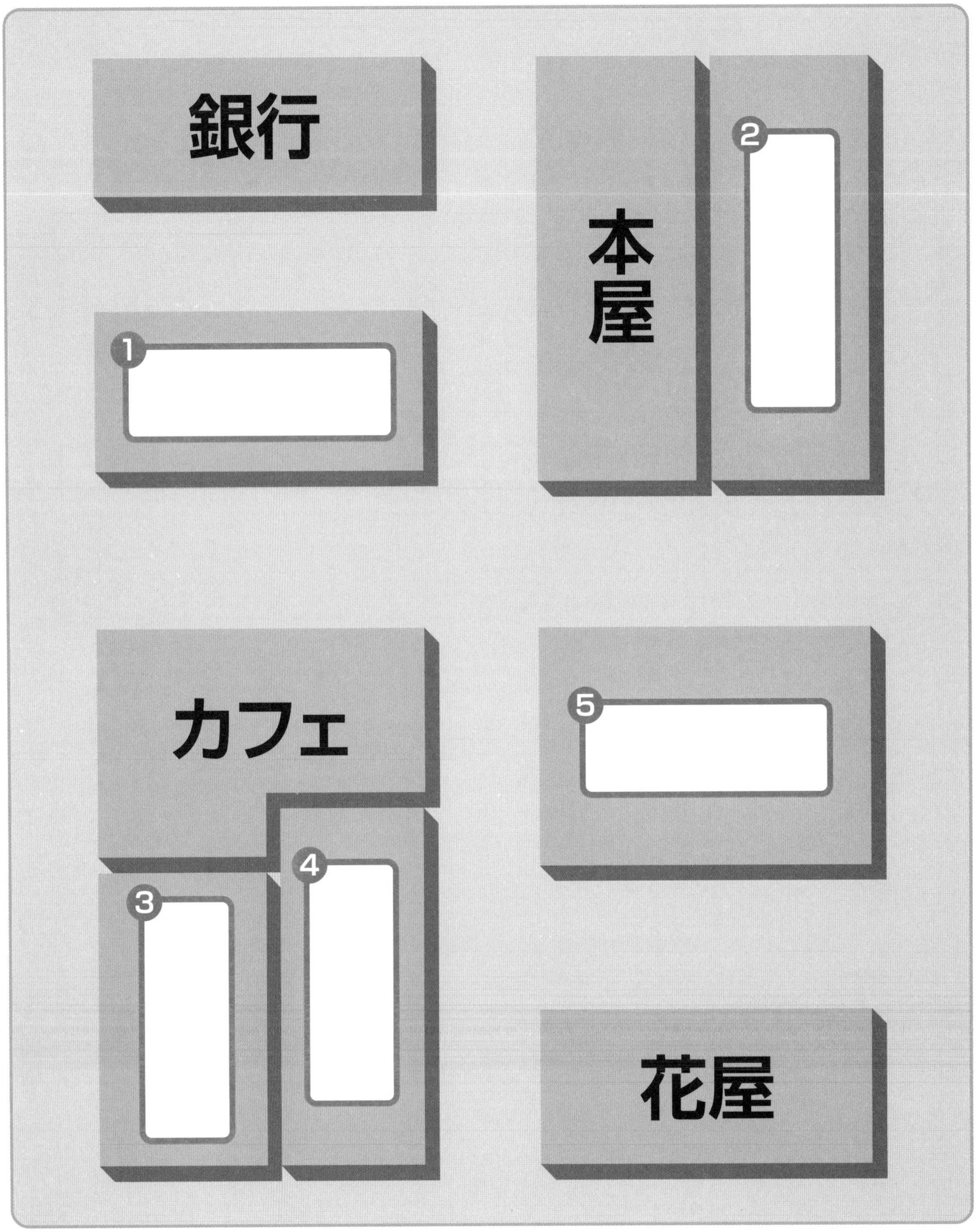

選択肢
A 薬局　B 靴屋　C 交番　D コンビニ　E レストラン
F パン屋　G おもちゃ屋　H 郵便局　I 雑貨屋

解答 ❶H ❷I ❸D ❹F ❺B

16日目 ひらがな計算③

各問1分で解きましょう。

正答数 ／18問

実施日

月　　日

ひらがなで書かれた❶〜⑱までの計算式を、頭の中で数字と＋・－の計算記号に置き換えて解答を導き出してください。数字は１ケタか２ケタです。メモをしないで、暗算で計算していきましょう。

ポイント! 計算の途中で出た数字を頭の中にしっかり保持しながら、問題を読み進めていくことが、短期記憶の訓練にピッタリです。

❶ にたすさんたすよんひくいちひくろく＝［　　］

❷ はちひくよんひくにたすななひくご＝［　　］

❸ さんたすななひくよんたすろくひくきゅう＝［　　］

❹ よんたすはちひくさんたすにひくろく＝［　　］

❺ きゅうひくにたすはちたすろくひくさん＝［　　］

❻ いちたすさんたすごひくにひくろくたすよん＝［　　］

❼ ろくひくにたすよんひくいちひくごたすなな＝［　　］

❽ ごひくいちたすろくひくにたすはちひくご＝［　　］

❾ ななたすはちひくごひくよんひくにたすきゅう＝［　　］

❿ さんたすきゅうひくよんたすごひくろくたすなな＝［　　］

⓫ よんたすさんたすじゅうさんひくじゅう＝［　　］

⓬ じゅうにひくななたすごたすじゅうなな＝［　　］

⓭ にたすじゅうはちひくじゅうよんたすろく＝［　　］

⓮ さんじゅうひくじゅうさんひくななたすはち＝［　　］

⓯ はちたすじゅうろくたすじゅうにひくきゅう＝［　　］

⓰ にじゅうたすじゅうろくひくじゅうはちたすじゅうに＝［　　］

⓱ ごじゅうごひくよんじゅうごたすじゅうさんたすじゅうよん＝［　　］

⓲ じゅうななたすじゅうはちひくにじゅうたすにじゅうはち＝［　　］

解答
❶2 ❷4 ❸3 ❹5 ❺18 ❻5 ❼9 ❽11 ❾13 ❿14
⓫10 ⓬27 ⓭12 ⓮18 ⓯27 ⓰30 ⓱37 ⓲43

16日目 当てはめ計算式③

各問1分で解きましょう。

正答数 ／4問

実施日　　月　　日

左の９つの数字を１回ずつすべて使い、右の計算式に当てはめ、解答が同じ数字になる３つの足し算を作ってください。数字の組み合わせが合っていれば、順番は異なっていてもかまいません。

ポイント！ どの数字を組み合わせれば解答の数字になるかを試行錯誤することで、脳の前頭前野が活性化し、短期記憶が強化されます。

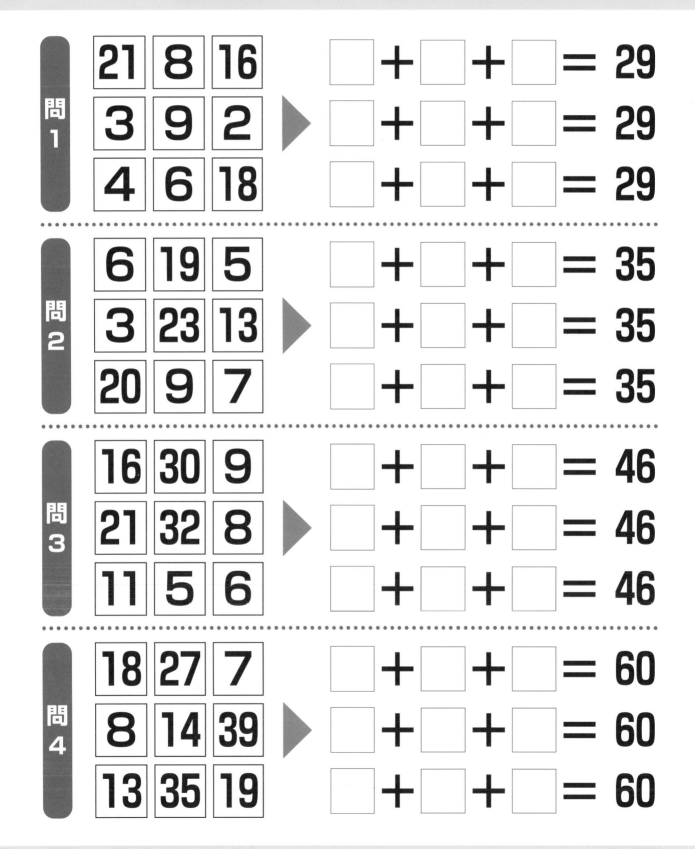

問1

21	8	16
3	9	2
4	6	18

□＋□＋□＝29
□＋□＋□＝29
□＋□＋□＝29

問2

6	19	5
3	23	13
20	9	7

□＋□＋□＝35
□＋□＋□＝35
□＋□＋□＝35

問3

16	30	9
21	32	8
11	5	6

□＋□＋□＝46
□＋□＋□＝46
□＋□＋□＝46

問4

18	27	7
8	14	39
13	35	19

□＋□＋□＝60
□＋□＋□＝60
□＋□＋□＝60

解答
問1 4+9+16　3+8+18　2+6+21　問2 5+7+23　3+13+19　6+9+20
問3 6+8+32　5+11+30　9+16+21　問4 14+19+27　8+13+39　7+18+35

17日目 消えた物と増えた物クイズ②

各問1分で覚えましょう。

正答数 ／8問

問題のイラストを1分よく見て覚え、次のページの問題に進みます。次のページでは2つ、イラストが入れ替わっているので、消えた物と増えた物をそれぞれ答えてください。問1と問2は別々に行います。

実施日 　月　日

ポイント! 一時的に問題のイラストの記憶を保持しながら、消えた物と増えた物が何かを考えることで、短期記憶力が大いに磨かれます。

問1 下の4つのイラストを1分見て覚え、次のページの問題に答えてください。

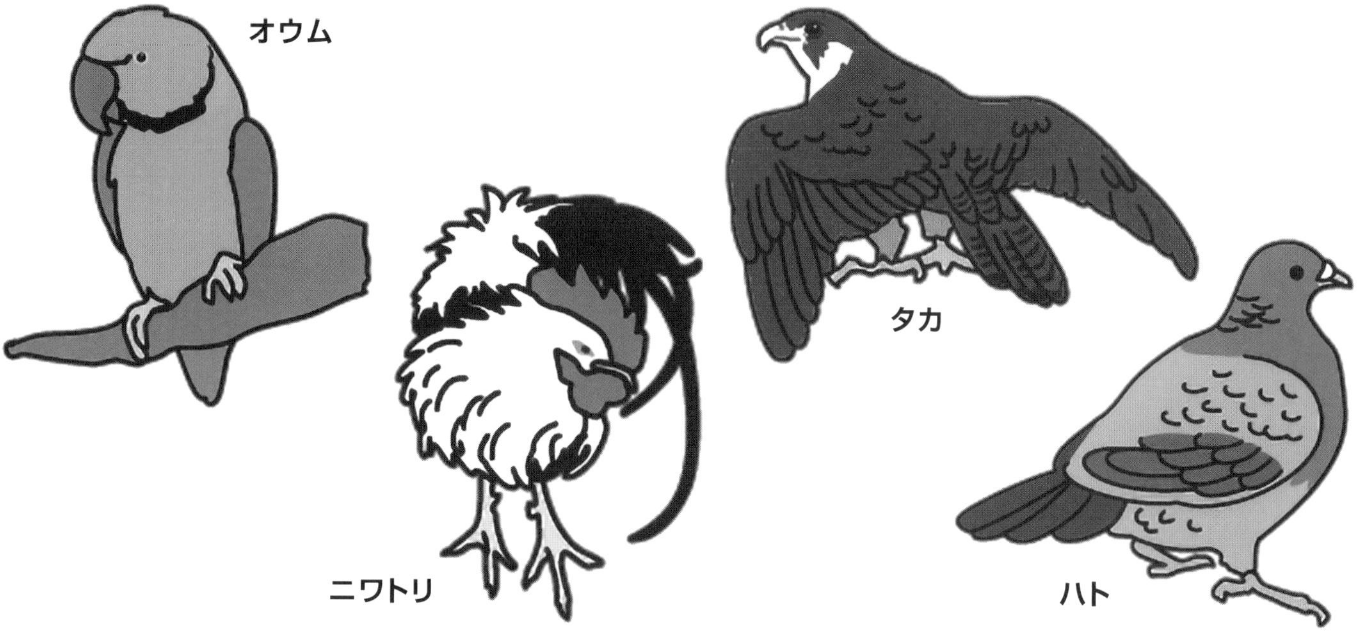
オウム
タカ
ニワトリ
ハト

問2 下の6つのイラストを1分見て覚え、次のページの問題に答えてください。

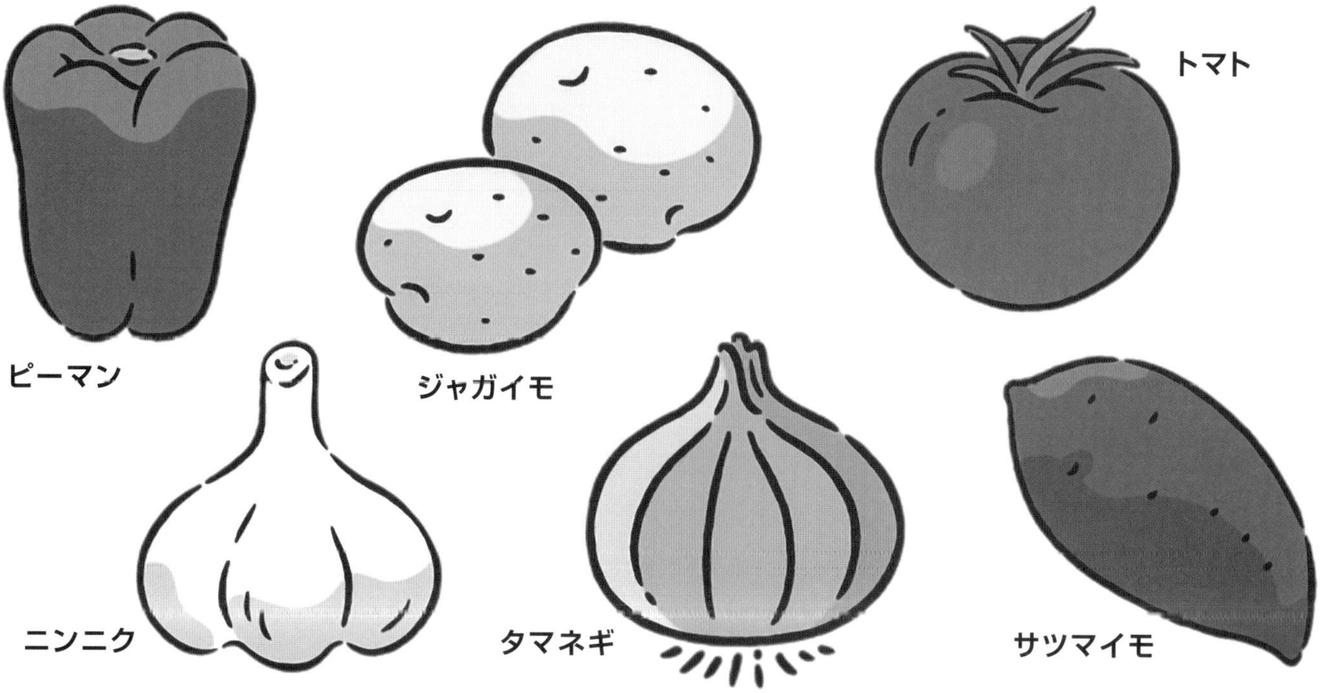
トマト
ピーマン
ジャガイモ
ニンニク
タマネギ
サツマイモ

問1 前のページのイラストを思い出して、消えた物2つと、増えた物2つを解答欄に書いてください。

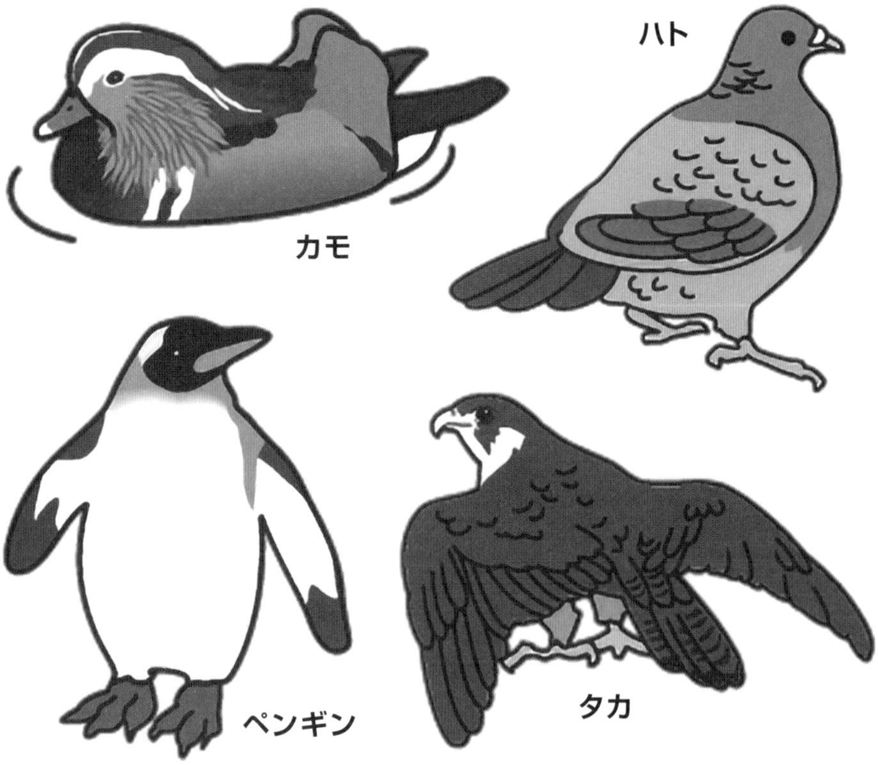

解答

消えた物

______

______

増えた物

______

______

問2 前のページのイラストを思い出して、消えた物2つと、増えた物2つを解答欄に書いてください。

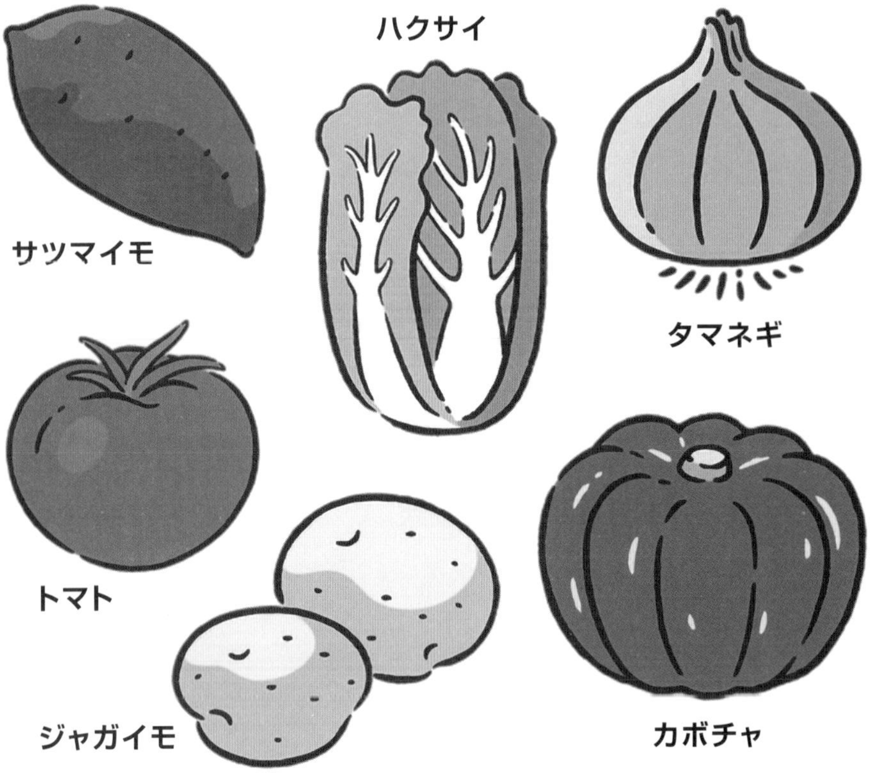

解答

消えた物

______

______

増えた物

______

______

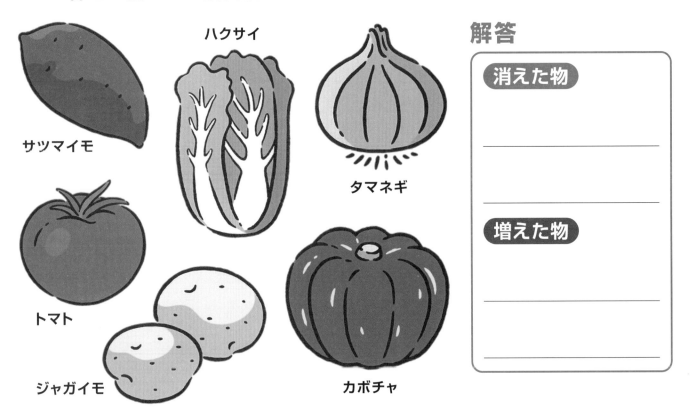

解答
問1 消えた物……オウム　ニワトリ　増えた物……カモ　ペンギン
問2 消えた物……ピーマン　ニンジン　増えた物……カボチャ　ハクサイ

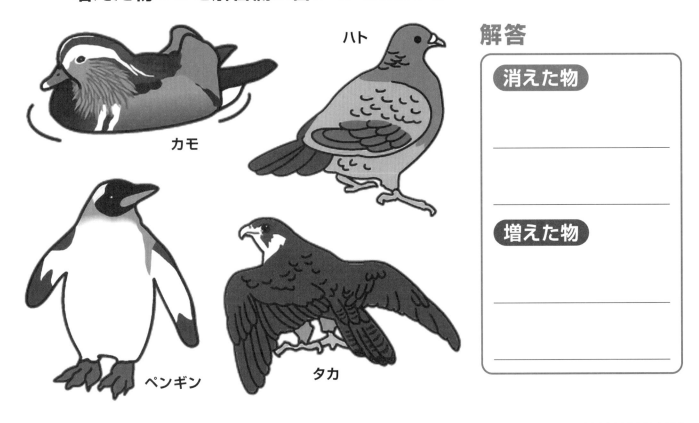

18日目 イラスト間違い探し②

各問1分で覚えましょう。

正答数 ／6問

実施日 月 日

下のイラストを１分間よく見て、できるだけ多くの情報を記憶してください。記憶し終わったら、次のﾍﾟｰｼﾞの問題に進み、異なっているところを３つ探しましょう。問１と問２は別々に解いてください。

ポイント! 「正」のイラストを一時的に記憶した後、「誤」のイラストを見ます。難しい場合は表裏で「正」と「誤」のイラストを見比べてもOKです。

問1 下のイラストを1分で覚えたら、次のﾍﾟｰｼﾞの問題に答えてください。

正のイラスト

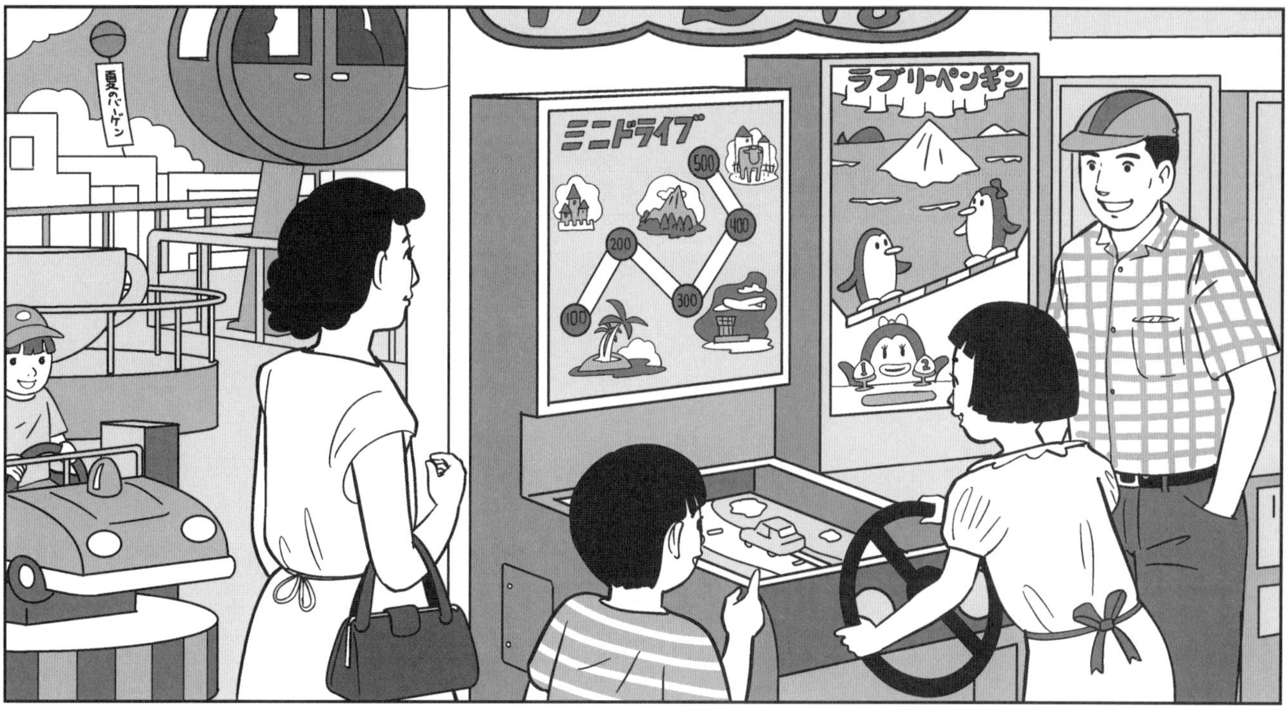

問2 下のイラストを1分で覚えたら、次のﾍﾟｰｼﾞの問題に答えてください。

正のイラスト

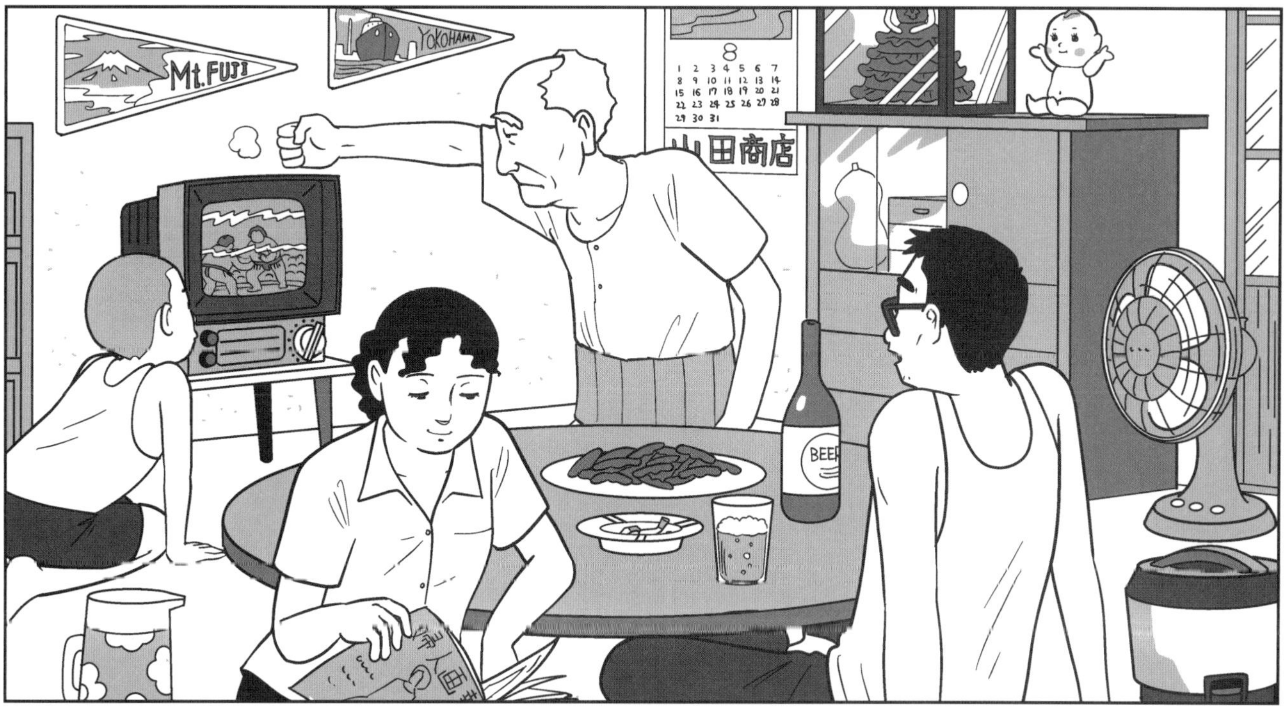

問1 前のページのイラストを思い出しながら、異なる場所を3つ探して○で囲みましょう。

誤のイラスト

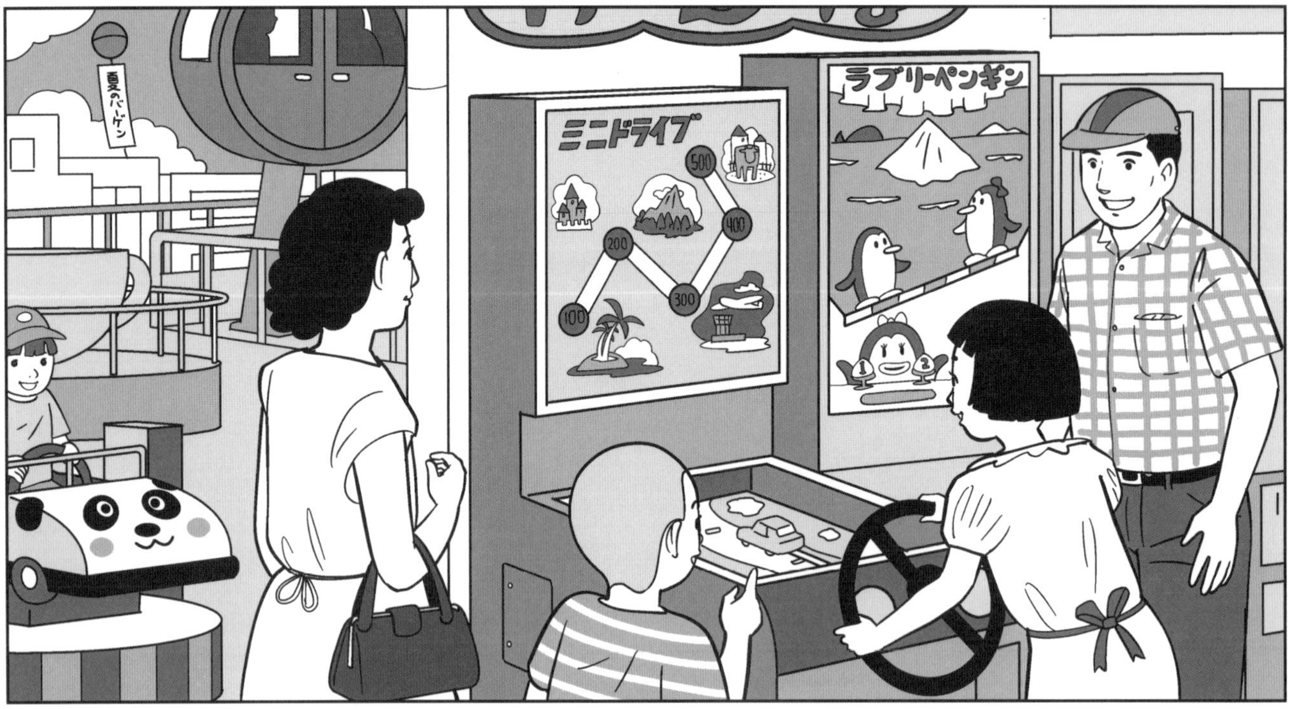

問2 前のページのイラストを思い出しながら、異なる場所を3つ探して○で囲みましょう。

誤のイラスト

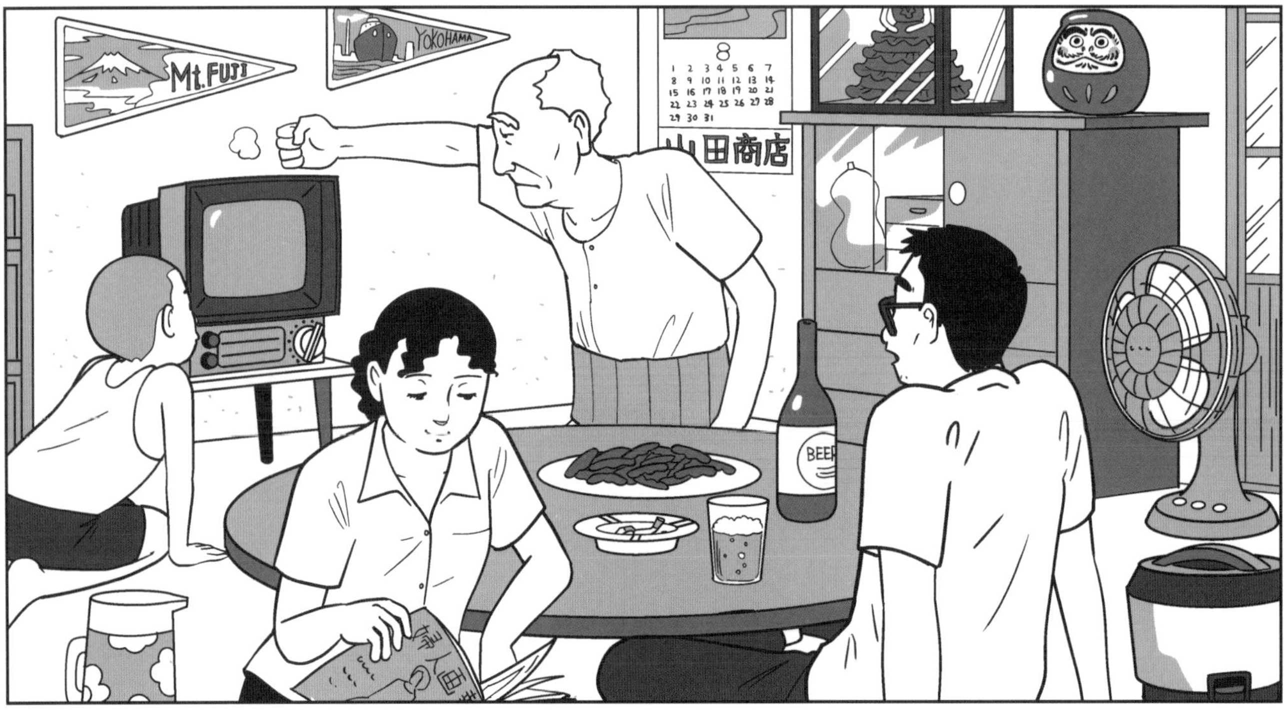

解答は71ページ

19日目 ピラミッド計算③

各問1分で解きましょう。

正答数 ／6問

隣にある数字を足した答えを真上に書き込んでいくピラミッド計算のドリルです。各問、数字がアルファベットに置き換えられている場所があるので、どの数字を入れれば正しくなるか考えてください。

実施日

月　日

ポイント! 周囲の数字から推測して計算の答えを導くことで、脳の前頭前野を活性化し、短期記憶の強化につながります。

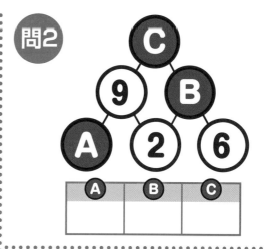

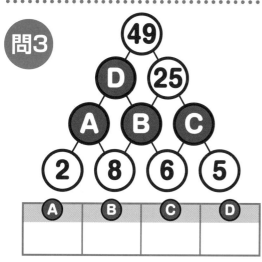

問1

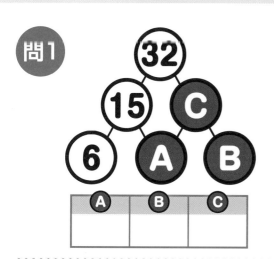

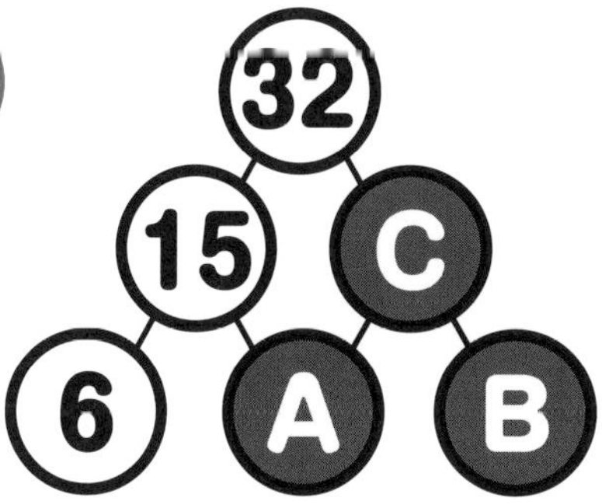

A	B	C

問2

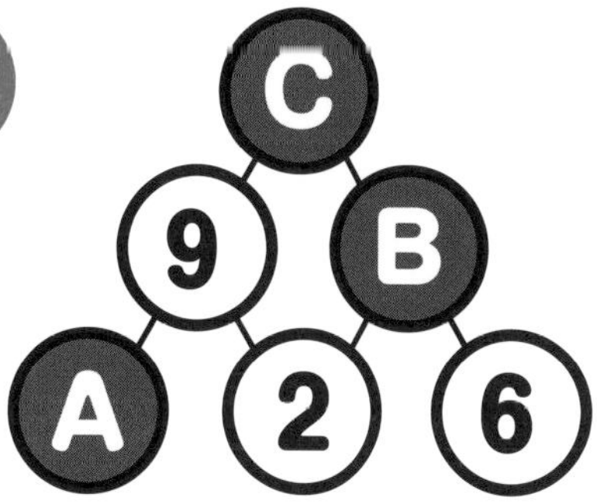

A	B	C

問3

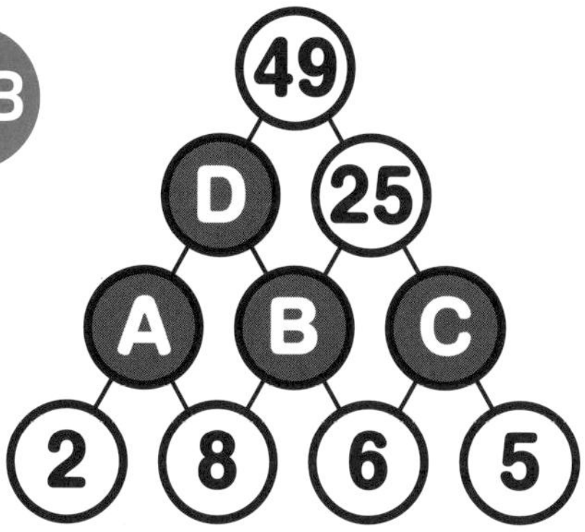

A	B	C	D

問4

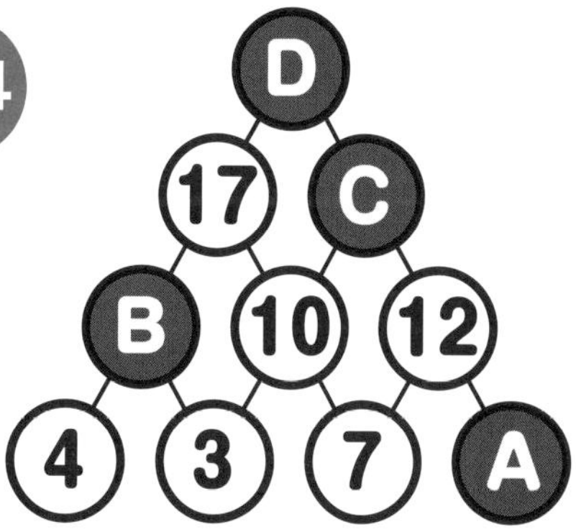

A	B	C	D

問5

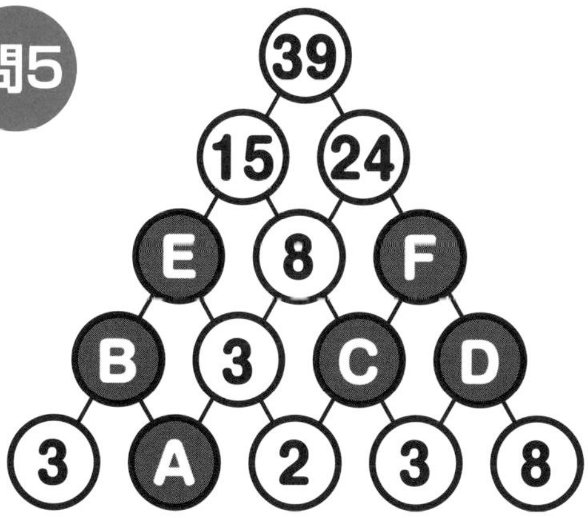

A	B	C	D	E	F

問6

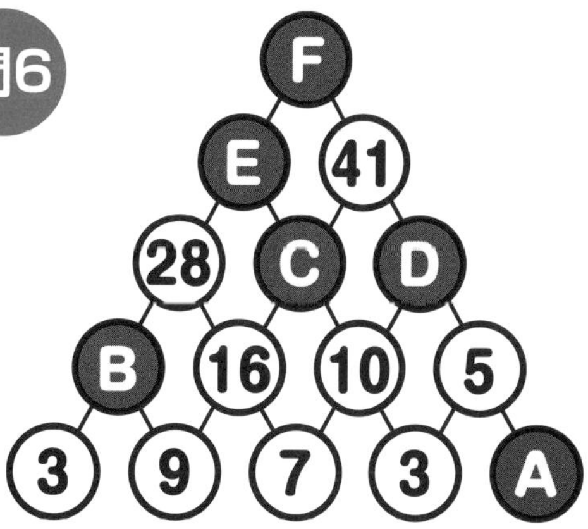

A	B	C	D	E	F

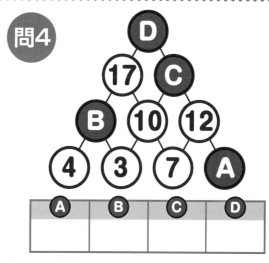

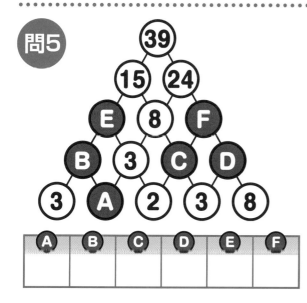

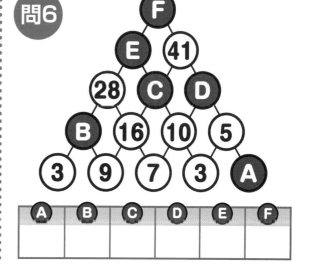

解答 問1 A9 B8 C17 問2 A7 B8 C17 問3 A10 B14 C11 D24 問4 A5 B7 C22 D39
問5 A1 B4 C5 D11 E7 F16 問6 A2 B12 C26 D15 E54 F95

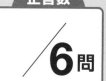

19日目 ピタリ100計算③

各問1分で解きましょう。

正答数 ／16問

❶～⓰で提示されている４つの数字のうち、３つの数字を足すとぴったり100になる組み合わせがあります。この組み合わせに当てはまらない数字が何かを答えてください。できるだけ早く答えましょう。

実施日　　月　　日

ポイント! ３つの数字の足し算を頭の中で何通りも行い、その結果を覚えておくことが、短期記憶のトレーニングになり正解にも近づきます。

❶ [　　　]

21	74
5	15

❷ [　　　]

27	34
47	19

❸ [　　　]

40	43
30	27

❹ [　　　]

13	50
37	26

❺ [　　　]

28	36
48	24

❻ [　　　]

58	20
18	62

❼ [　　　]

34	28
31	35

❽ [　　　]

9	41
51	8

❾ [　　　]

42	37
21	25

❿ [　　　]

27	24
49	19

⓫ [　　　]

41	46
21	13

⓬ [　　　]

31	22
60	18

⓭ [　　　]

48	16
42	36

⓮ [　　　]

36	35
29	34

⓯ [　　　]

53	27
22	25

⓰ [　　　]

40	27
32	33

解答 ❶15 ❷27 ❸40 ❹26 ❺36 ❻58 ❼28 ❽9 ❾25 ❿19 ⓫21 ⓬31 ⓭42 ⓮34 ⓯27 ⓰32

20日目 おちゃめ動物クイズ②

各問1分で覚えましょう。

正答数 ／8問

実施日 月 日

各問で、それぞれの動物がおちゃめ心で自分と異なる動物の名前を名乗っています。どの動物がどの名前を名乗っているかを覚え、次のページの問題に答えてください。問１と問２は別々に行います。

ポイント! イラストに惑わされず、動物と名前の組み合わせを覚えることで、記憶を正しく保持する力の訓練になります。

問1 どの動物がどの名前を名乗っているかを１分で覚えてください。

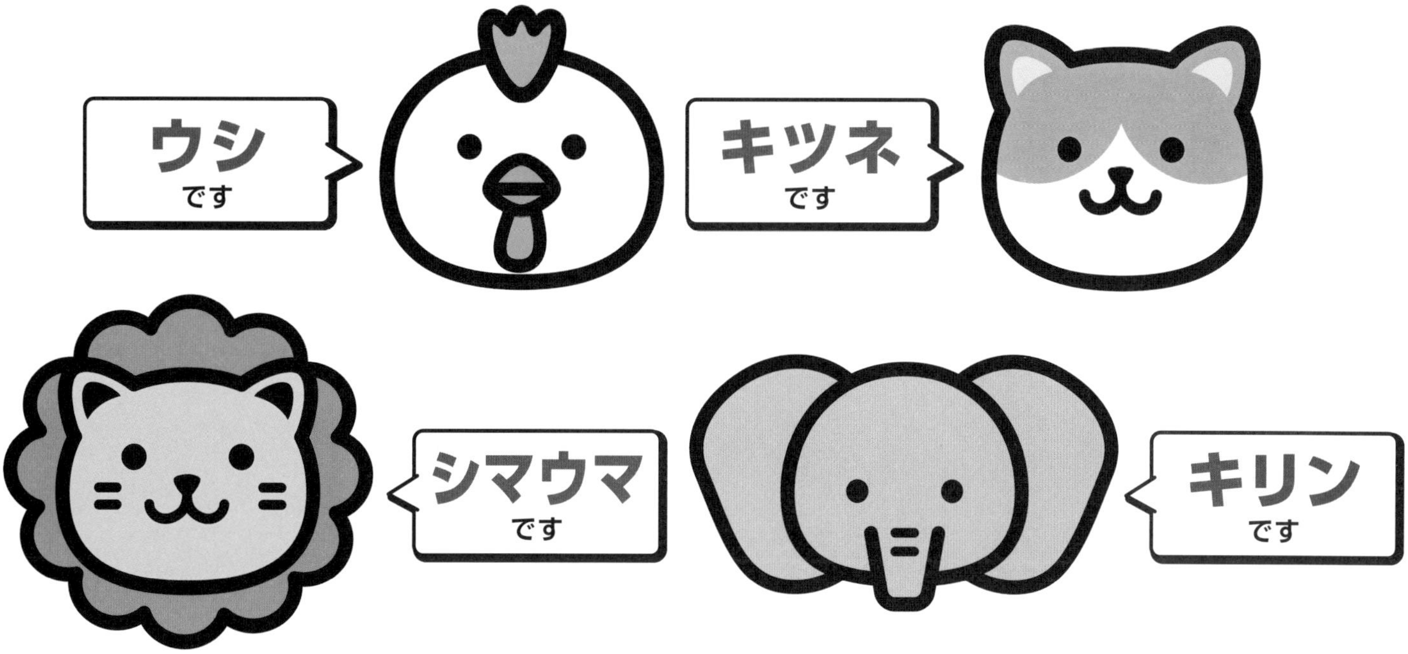

問2 どの動物がどの名前を名乗っているかを１分で覚えてください。

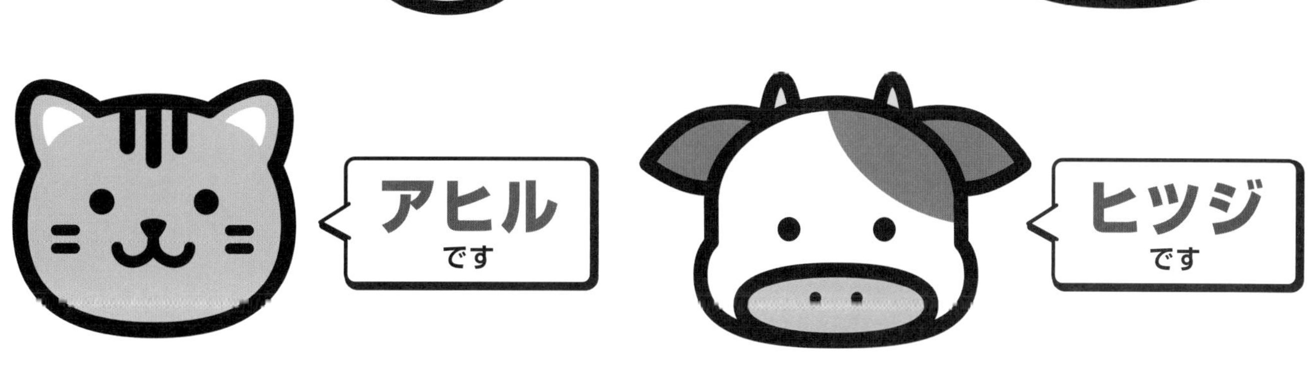

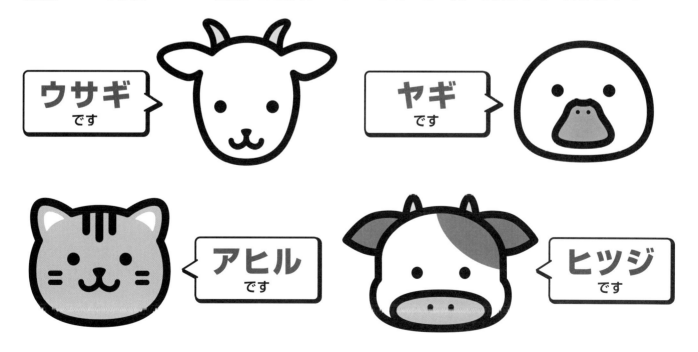

問1 前のページの動物がシャッフルされて並んでいます。
どの動物がどの名前を名乗っていたかを空欄に書いてください。

① ＿＿＿＿ です

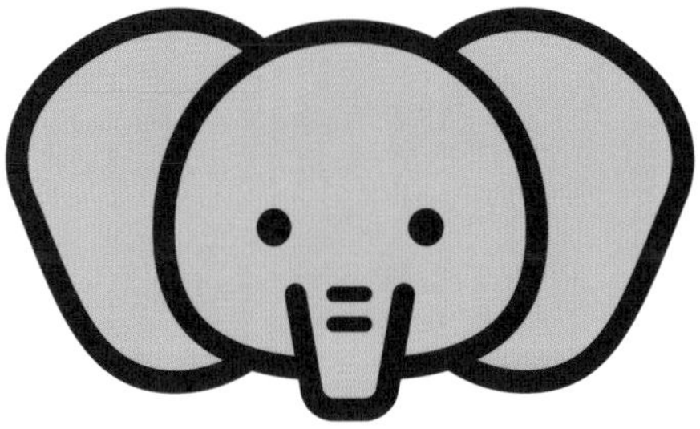

② ＿＿＿＿ です

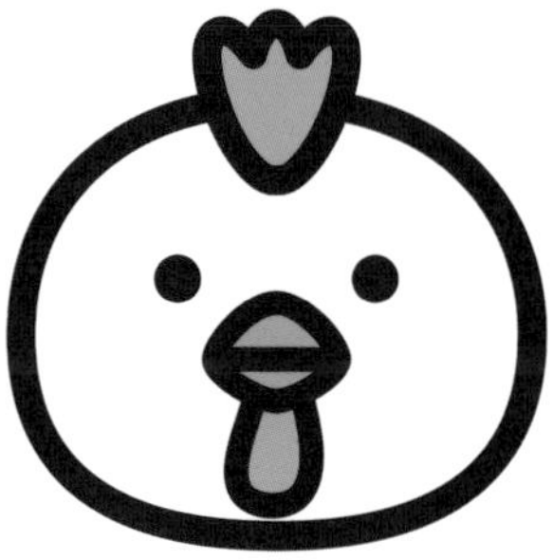

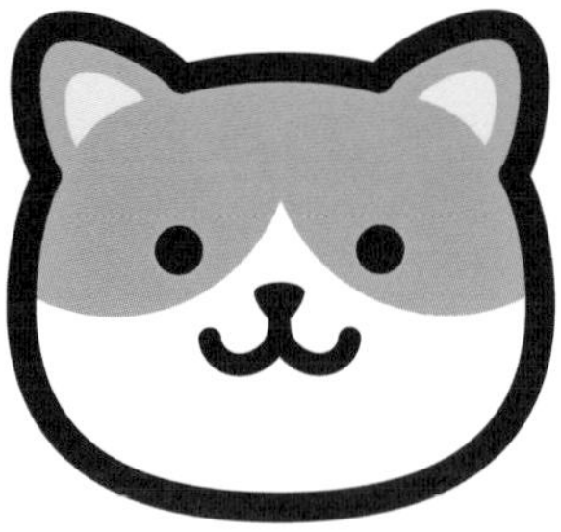

③ ＿＿＿＿ です

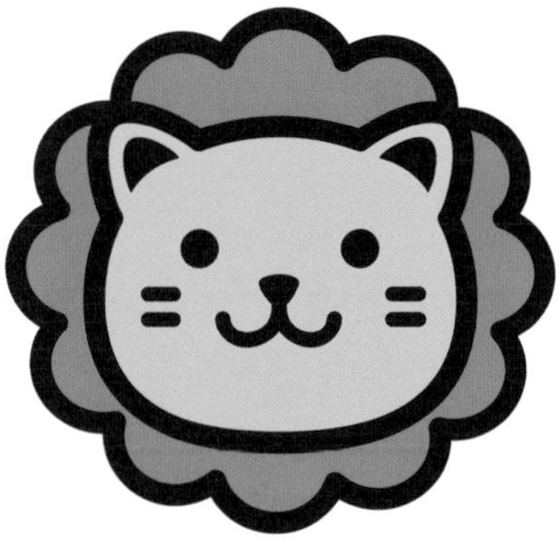

④ ＿＿＿＿ です

問2 前のページの動物がシャッフルされて並んでいます。
どの動物がどの名前を名乗っていたかを空欄に書いてください。

① ＿＿＿＿ です

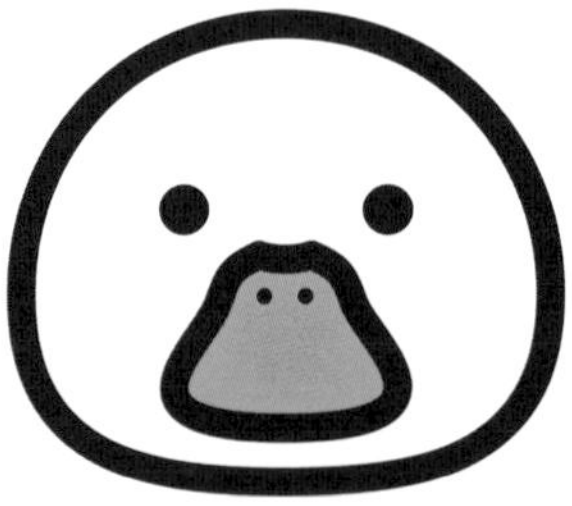

② ＿＿＿＿ です

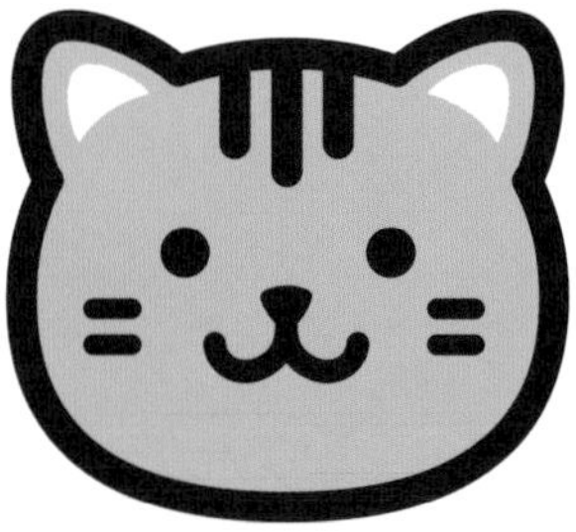

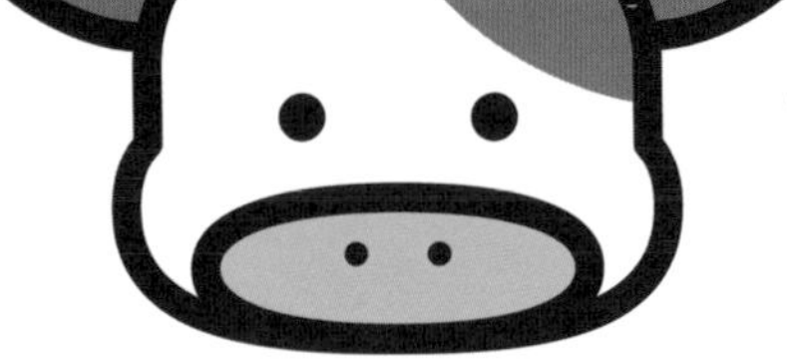

③ ＿＿＿＿ です

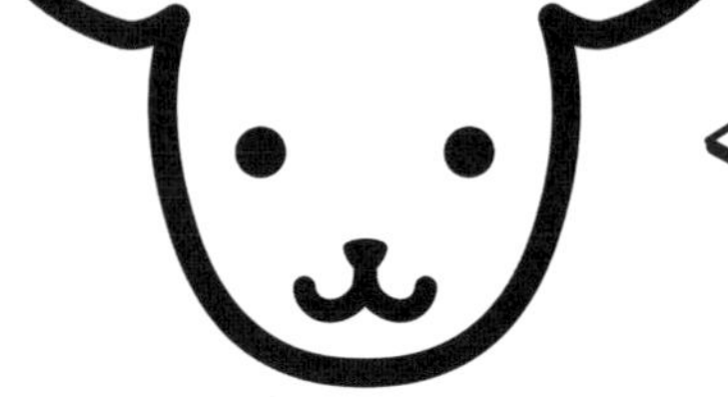

④ ＿＿＿＿ です

解答
問1 ①キリン ②ウシ ③キツネ ④シマウマ
問2 ①ヤギ ②アヒル ③ヒツジ ④ウサギ

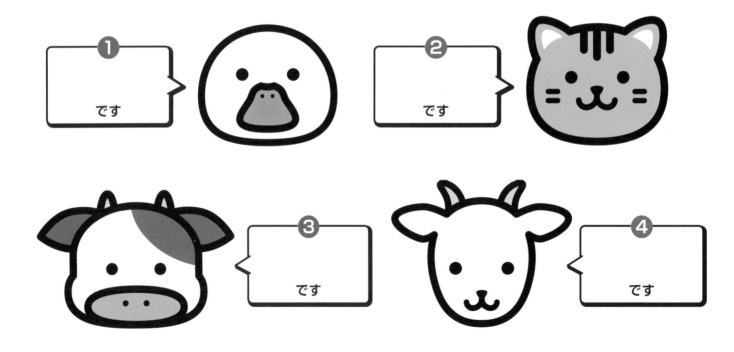

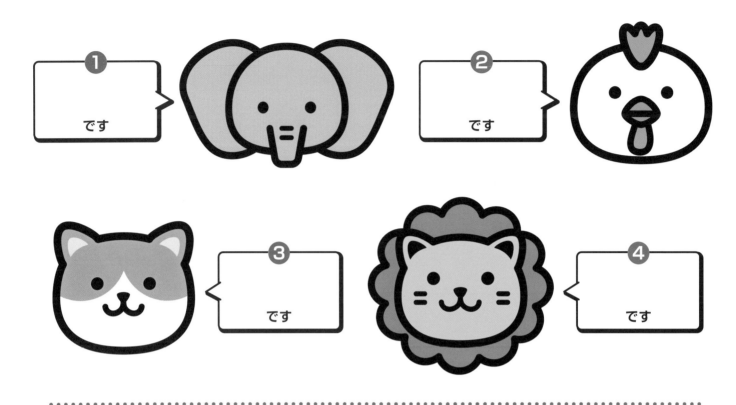

21日目

短期記憶力チェックテスト……❷

実施日

月　日

９日間のトレーニングお疲れ様でした。ここでは、あなたの短期記憶力がどれだけ強化できたかを試すチェックテストを行います。❶❷❸の手順に沿って問題を解き、短期記憶ドリルの成果を確認しましょう。

❶ 下のイラストを１分よく見て覚えたら、次の㌻の問題に答えてください。

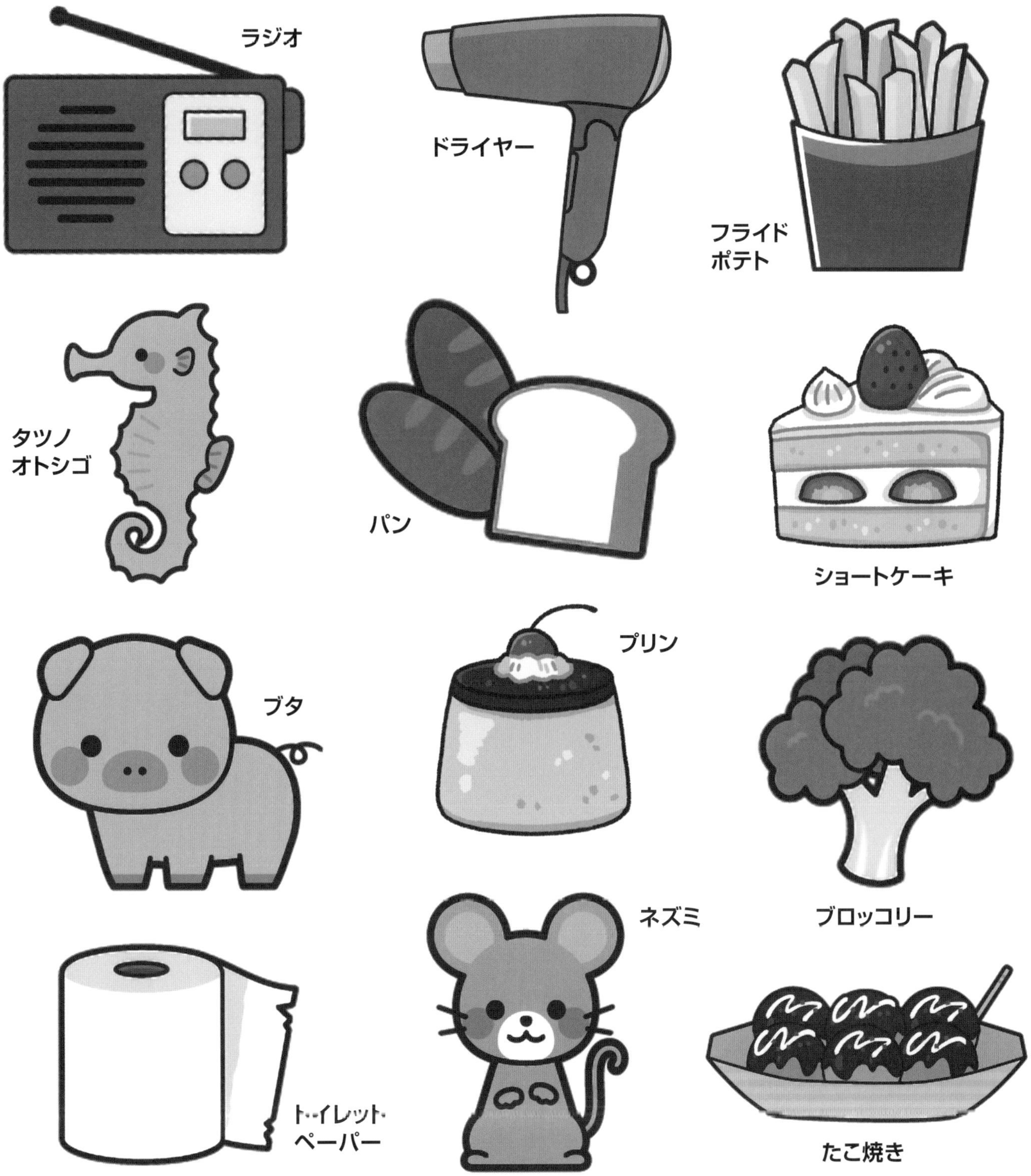

ラジオ
ドライヤー
フライドポテト
タツノオトシゴ
パン
ショートケーキ
ブタ
プリン
ブロッコリー
ネズミ
トイレットペーパー
たこ焼き

❷ 簡単な計算問題と漢字の読み書きです。漢字には読みがなを、ひらがなには漢字を入れます。できるだけ早く1分以内にすべての問題に答えましょう。この問題の解答は下部にありますが、答え合わせは❸の問題を済ませてから行ってください。

1 9 ÷ 3 ▶	5 そんしつ ▶	9 けっか ▶
2 はんだん ▶	6 4 × 4 ▶	10 交　渉 ▶
3 利　点 ▶	7 原　因 ▶	11 6 ＋ 2 ▶
4 0 ＋ 8 ▶	8 9 − 7 ▶	12 印　象 ▶

❸ ①で覚えた12個のイラストを思い出してその名前を書いてください。制限時間は3分です。（解答は順不同で可）

書き終えたら前のページのイラストを見て答え合わせをしましょう。
❸で正解した個数であなたの短期記憶力をチェックします。

1〜4個 ▶ **頑張りましょう！**

5〜10個 ▶ **順調に成果が出ています**

11〜12個 ▶ **すばらしい！**

❸の正答数

／**12問**

解答 ❶3 ❷判断 ❸りてん ❹8 ❺損失 ❻16 ❼げんいん ❽2 ❾結果 ❿こうしょう ⓫8 ⓬いんしょう

22日目 写真記憶クイズ②

1分で覚えましょう。

正答数 ／6問

下の写真を1分よく見て、できるだけ多くの情報を記憶してください。記憶し終わったら、次の㌻の問題に進み、各問の正しい情報に○をつけましょう。

実施日

月　日

ポイント! ブロックに書かれているアルファベットや、ブロックの状態・数などを具体的な言葉にして覚えるのがコツです。

●下の写真を1分で覚えたら、次の㌻の問題に答えてください。

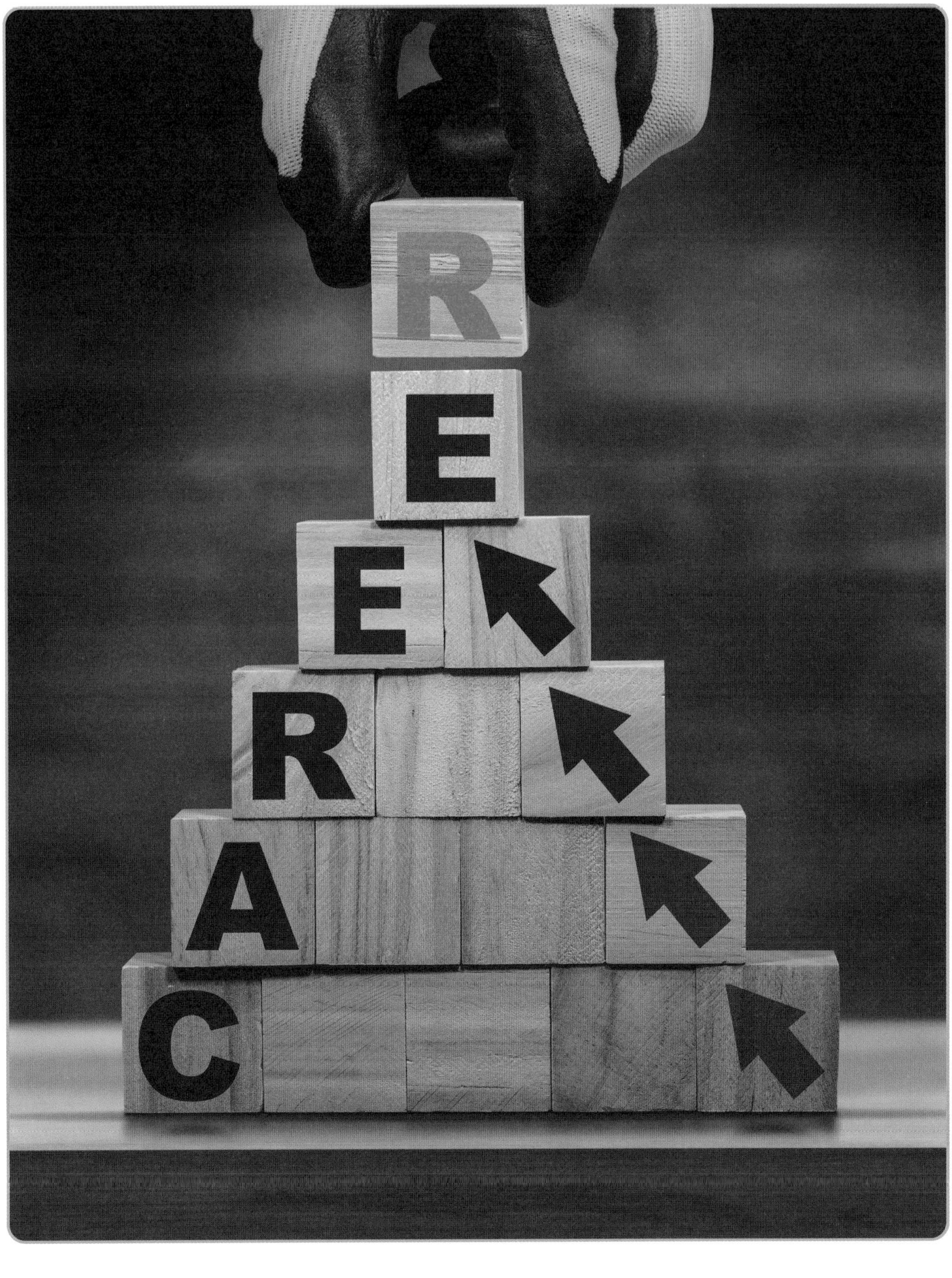

●前のページの写真を思い出しながら各問の正解を〇で囲みましょう。

❶ 手がつまんでいた最も上の積み木に書かれていたアルファベットはなんでしたか？

（A・E・R）

❷ 次のうち、なかったアルファベットはどれですか？

（A・B・R）

❸ 次の3つのうち、2個あったアルファベットはどれですか？

（A・C・E）

❹ 積み木は全部でいくつありましたか？

（15個・16個・17個）

❺ 下2段の積み木を合計するといくつありますか？

（7個・9個・11個）

❻ 矢印が描かれていた積み木はいくつありましたか？

（3個・4個・5個）

解答 ❶R ❷B ❸E ❹16個 ❺9個 ❻4個

各問1分で解きましょう。

23日目 神経衰弱ドリル③

正答数 ／8問

各問、3ケタの数字がランダムに並んでいます。この中から同じ数字のペアを見つけ、それぞれ○をつけてください。問1～問4には数字のペアが1組、問5～問8には2組あります。

実施日 月 日

ポイント! 一時的に3ケタの数字を覚えて多数の数字の中から同じ数字を探すことで、短期記憶が磨かれます。

問1

877	918	109	324	558
514	378	132	921	801
843	944	157	390	571
523	355	184	921	859

問2

106	833	206	433	743
706	219	490	116	896
186	804	408	291	714
789	288	833	467	190

問3

443	596	312	901	641
609	992	384	565	464
356	974	521	609	404
495	617	509	923	370

問4

804	717	228	547	390
333	290	797	832	594
547	375	855	205	737
891	532	755	244	312

問5

908	717	482	509	315
723	111	387	524	477
980	723	404	938	581
404	193	300	570	454
789	954	117	740	156

問6

716	208	454	259	658
185	929	147	295	762
613	199	960	609	147
944	709	259	408	444
237	756	916	160	689

問7

256	407	680	877	909
190	279	491	691	836
954	109	954	432	673
849	931	174	212	411
621	877	805	967	112

問8

417	765	618	182	388
390	630	444	169	792
379	158	604	734	489
688	177	334	462	765
329	450	713	672	169

解答 問1 921 問2 833 問3 609 問4 547 問5 723・404
問6 259・147 問7 877・954 問8 169・765

23日目 重さ当てドリル③

各問1分で解きましょう。

正答数 　／4問

各問のA～Dの4種の重りは、それぞれ重さが異なります。4つのはかりに表示された重さから推測して、A～Dの重りの重さ1つ当たりがそれぞれ何グラムかを導き、解答欄に記入してください。

実施日 　月　日

ポイント! A～Dのうち、特定しやすい重りの重さから考え、メモをせずに暗算で解いていくと、短期記憶の訓練に効果的です。

問1

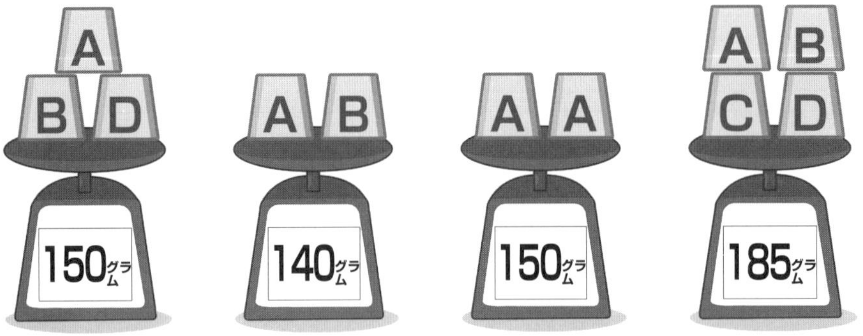

解答

A＝　　　グラム
B＝　　　グラム
C＝　　　グラム
D＝　　　グラム

問2

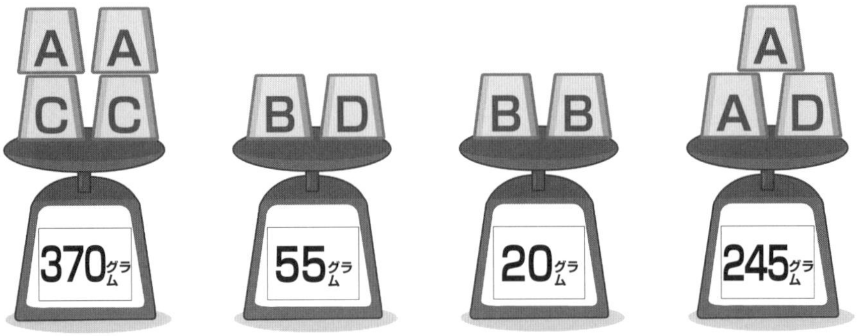

解答

A＝　　　グラム
B＝　　　グラム
C＝　　　グラム
D＝　　　グラム

問3

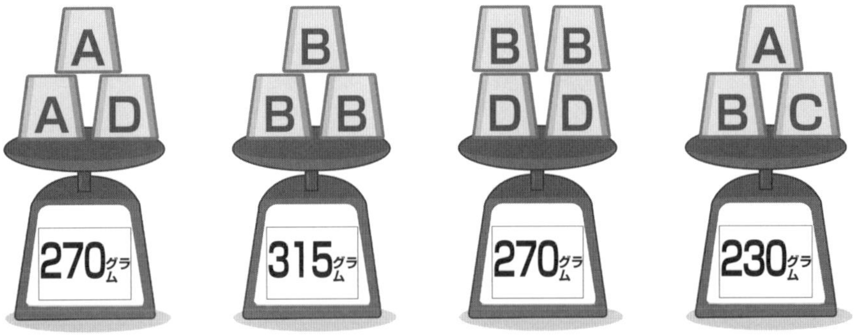

解答

A＝　　　グラム
B＝　　　グラム
C＝　　　グラム
D＝　　　グラム

問4

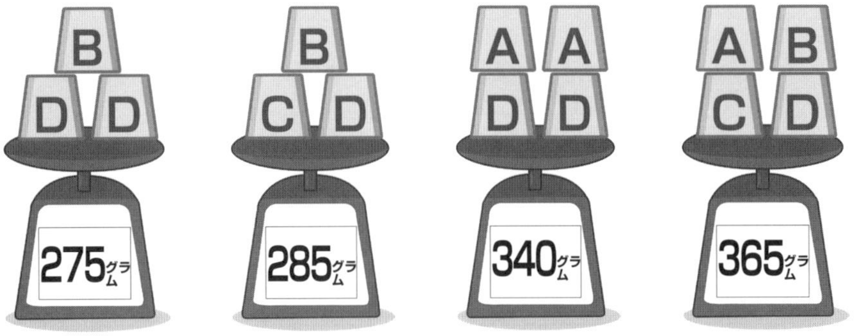

解答

A＝　　　グラム
B＝　　　グラム
C＝　　　グラム
D＝　　　グラム

解答 問1 A=75 B=65 C=35 D=10 問2 A=100 B=10 C=85 D=45
問3 A=120 B=105 C=5 D=30 問4 A=80 B=95 C=100 D=90

24日目

穴うめ地図ドリル③

1分で覚えましょう。

正答数 ／5問

問題の地図を１分よく見て、どこに何があるかを覚えます。次のページの問題では、地図が部分的に空欄になっているので、何があったかを思い出して空欄をうめてください。

実施日

月　　日

ポイント！ 地図の風景のイメージを頭に思い浮かべたり、施設名を語呂合わせにしたりして、工夫して覚えましょう。

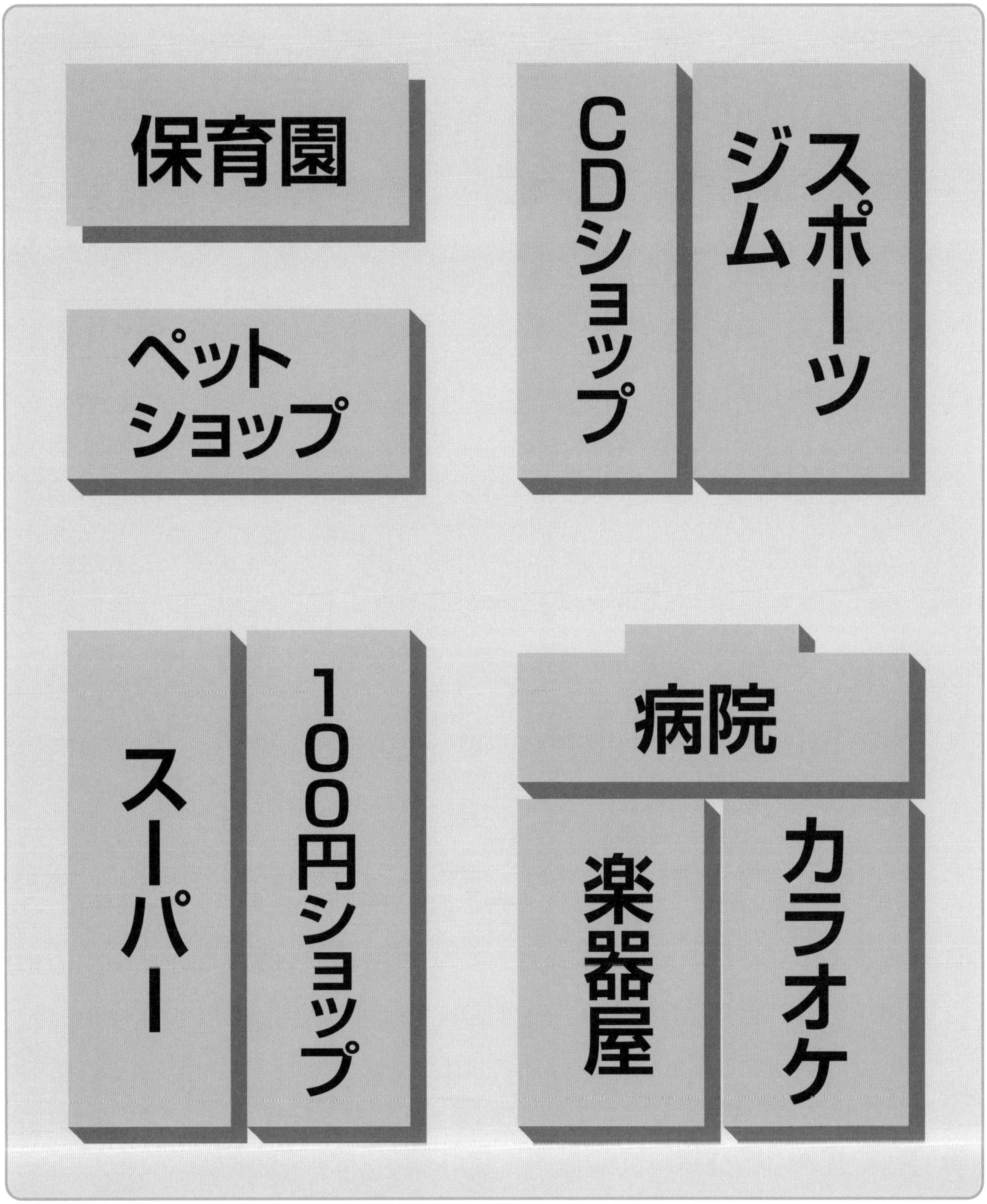

問題　前のﾍﾟｰｼﾞの地図を思い出し、❶～❺の空欄にあった施設名を下の選択肢から選んで記号で解答してください。
選択肢の中には、前のﾍﾟｰｼﾞの地図になかった施設名もあります。

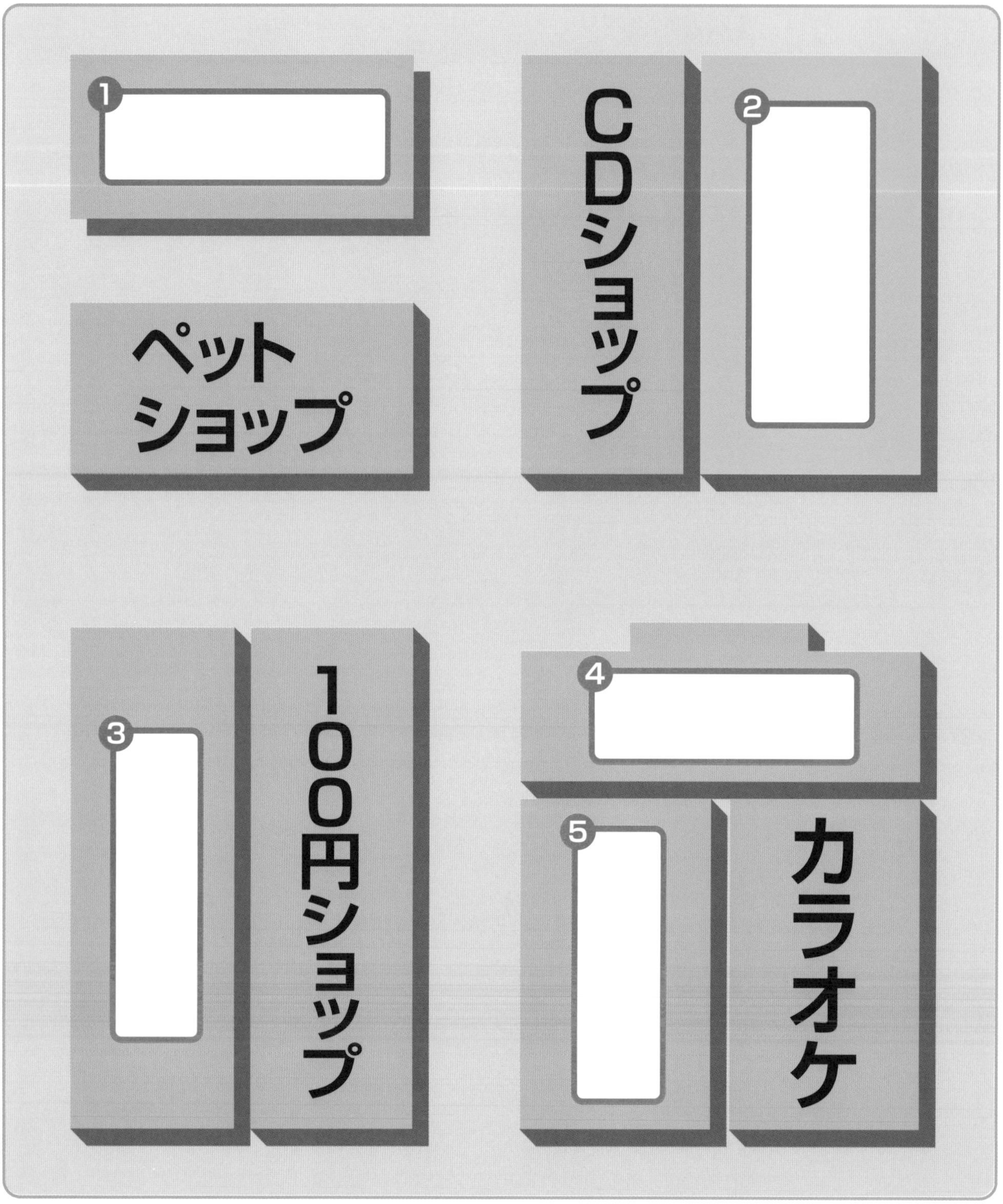

選択肢
A 病院　B 保育園　C 駄菓子屋　D コンビニ　E スーパー
F スポーツジム　G 楽器屋　H 銀行　I 美容院

解答　1B　2F　3E　4A　5G

25日目 ひらがな計算④

各問1分で解きましょう。

正答数 ／18問

実施日　　月　　日

ひらがなで書かれた❶～⓲までの計算式を、頭の中で数字と＋・－の計算記号に置き換えて解答を導き出してください。数字は１ケタか２ケタです。メモをしないで、暗算で計算していきましょう。

ポイント！ 計算の途中で出た数字を頭の中にしっかり保持しながら、問題を読み進めていくことが、短期記憶の訓練にピッタリです。

❶ ろくひくにひくいちたすごひくさん＝

❷ いちたすななひくよんたすさんひくご＝

❸ にたすはちひくろくたすにたすよん＝

❹ きゅうひくにたすよんひくさんたすろく＝

❺ ななたすはちたすごひくさんたすきゅう＝

❻ はちひくいちひくろくたすよんたすごひくに＝

❼ ごたすよんひくにひくろくたすはちひくさん＝

❽ よんひくにたすはちひくななたすごひくろく＝

❾ さんたすろくたすにたすいちひくよんたすはち＝

❿ ななひくさんたすはちたすにたすきゅうひくよん＝

⓫ よんたすさんたすじゅうさんひくじゅうろく＝

⓬ はちたすじゅうにひくじゅうななたすきゅう＝

⓭ ななじゅうひくさんじゅうろくひくろくひくなな＝

⓮ さんじゅうひくろくひくきゅうひくじゅうに＝

⓯ じゅうさんたすはちひくさんたすじゅうよん＝

⓰ ろくじゅうろくひくじゅうろくひくにじゅうひくじゅうご＝

⓱ にじゅうにたすじゅういちたすじゅうななひくじゅうろく＝

⓲ じゅうななたすじゅうさんひくじゅうよんたすにじゅうご＝

解答 ❶5 ❷2 ❸10 ❹14 ❺26 ❻8 ❼6 ❽2 ❾16 ❿19 ⓫4 ⓬12 ⓭21 ⓮3 ⓯32 ⓰15 ⓱34 ⓲41

25日目

当てはめ計算式④

各問1分で解きましょう。

正答数 ／4問

左の9つの数字を1回ずつすべて使い、右の計算式に当てはめ、解答が同じ数字になる3つの足し算を作ってください。数字の組み合わせが合っていれば、順番は異なっていてもかまいません。

実施日 月 日

ポイント! どの数字を組み合わせれば解答の数字になるかを試行錯誤することで、脳の前頭前野が活性化し、短期記憶が強化されます。

問1

3	14	2
25	6	19
16	11	18

□ ＋ □ ＋ □ ＝ 38
□ ＋ □ ＋ □ ＝ 38
□ ＋ □ ＋ □ ＝ 38

問2

15	28	20
9	7	12
17	6	33

□ ＋ □ ＋ □ ＝ 49
□ ＋ □ ＋ □ ＝ 49
□ ＋ □ ＋ □ ＝ 49

問3

41	14	31
27	24	7
21	20	1

□ ＋ □ ＋ □ ＝ 62
□ ＋ □ ＋ □ ＝ 62
□ ＋ □ ＋ □ ＝ 62

問4

23	25	27
29	2	34
44	16	19

□ ＋ □ ＋ □ ＝ 73
□ ＋ □ ＋ □ ＝ 73
□ ＋ □ ＋ □ ＝ 73

解答 問1 3＋16＋19　2＋11＋25　6＋14＋18　問2 12＋17＋20　6＋15＋28　7＋9＋33
問3 7＋24＋31　14＋21＋27　1＋20＋41　問4 2＋27＋44　19＋25＋29　16＋23＋34

26日目 消えた物と増えた物クイズ③

各問1分で覚えましょう。

正答数 ／8問

実施日　　月　　日

問題のイラストを１分よく見て覚え、次のページの問題に進みます。次のページでは2つ、イラストが入れ替わっているので、消えた物と増えた物をそれぞれ答えてください。問１と問2は別々に行います。

ポイント! 一時的に問題のイラストの記憶を保持しながら、消えた物と増えた物が何かを考えることで、短期記憶力が大いに磨かれます。

問1 下の4つのイラストを1分見て覚え、次のページの問題に答えてください。

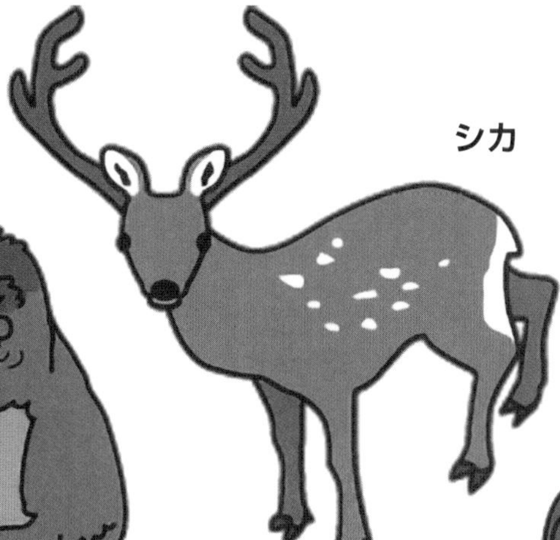
シカ

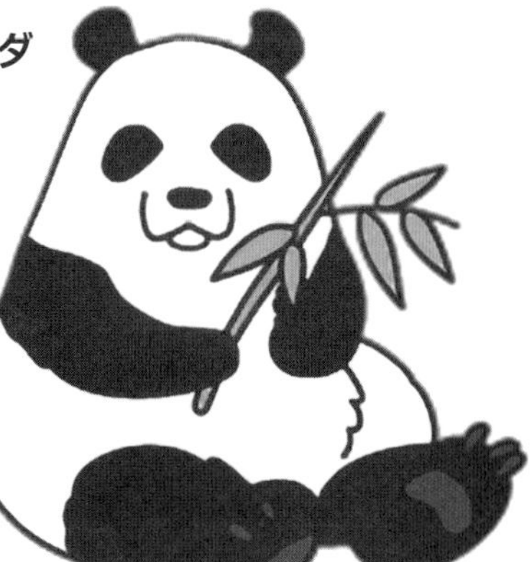
パンダ

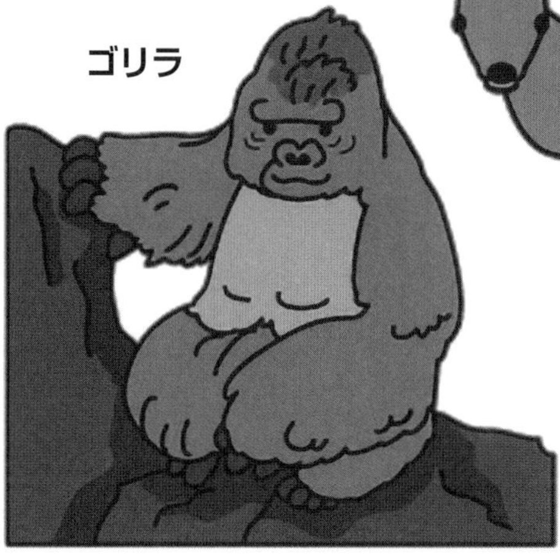
ゴリラ

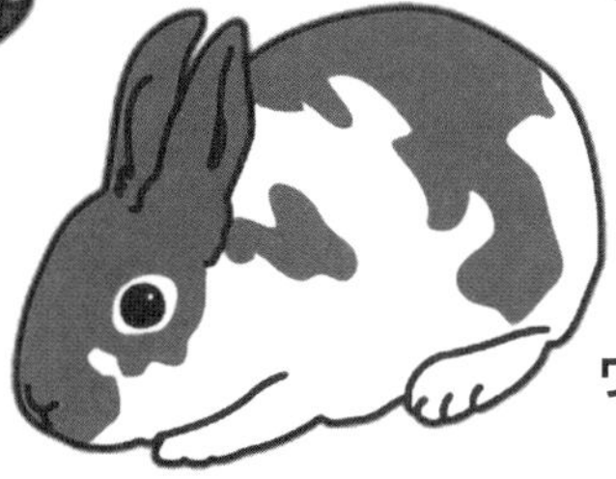
ウサギ

問2 下の6つのイラストを1分見て覚え、次のページの問題に答えてください。

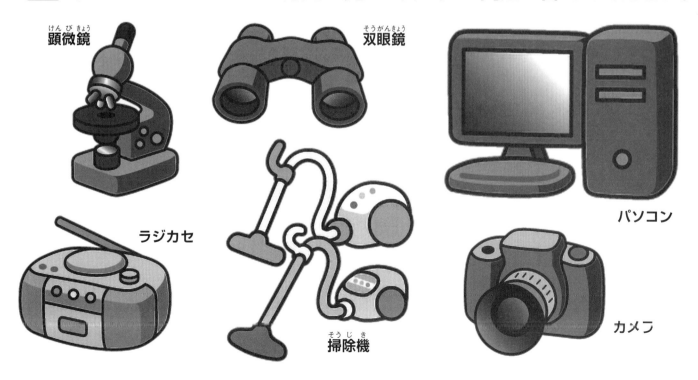

顕微鏡（けんびきょう）

双眼鏡（そうがんきょう）

パソコン

ラジカセ

掃除機（そうじき）

カメラ

問1 前のページのイラストを思い出して、消えた物2つと、増えた物2つを解答欄に書いてください。

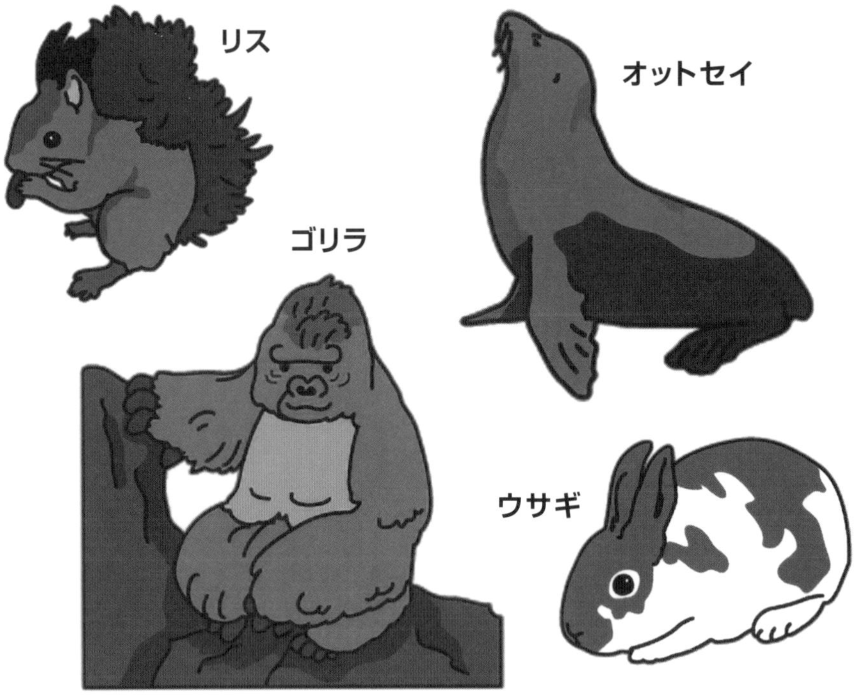

解答

消えた物

増えた物

問2 前のページのイラストを思い出して、消えた物2つと、増えた物2つを解答欄に書いてください。

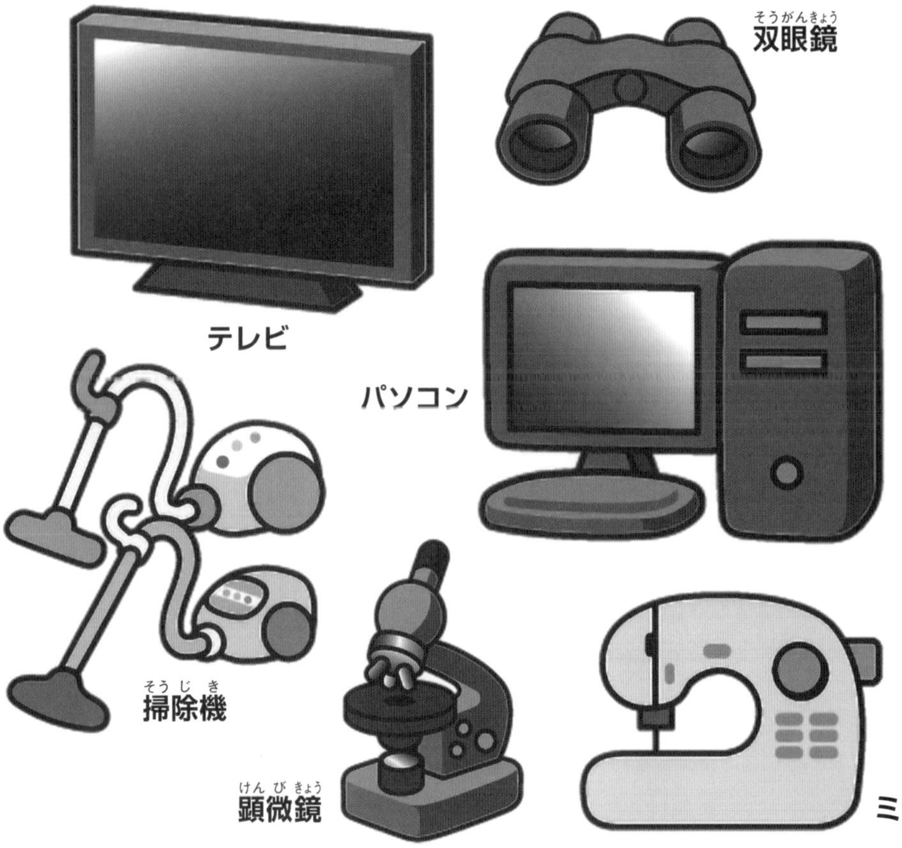

解答

消えた物

増えた物

解答
問1 消えた物……パンダ　シカ　増えた物……リス　オットセイ
問2 消えた物……カメラ　ラジカセ　増えた物……ミシン　テレビ

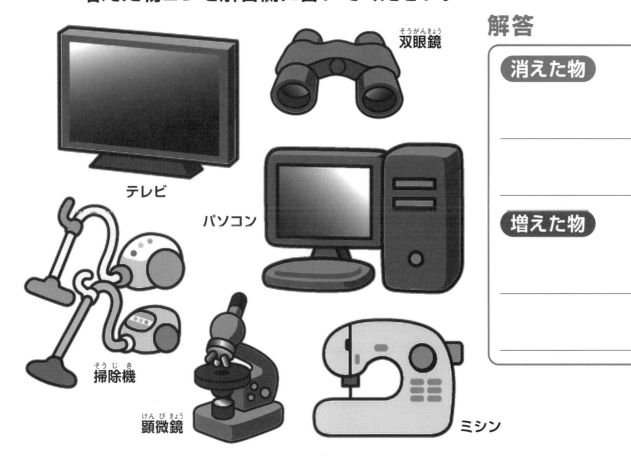

27日目 イラスト間違い探し③

各問1分で覚えましょう。

正答数 ／6問

実施日 月　日

下のイラストを１分間よく見て、できるだけ多くの情報を記憶してください。記憶し終わったら、次の㌻の問題に進み、異なっているところを３つ探しましょう。問１と問２は別々に解いてください。

ポイント! 「正」のイラストを一時的に記憶した後、「誤」のイラストを見ます。難しい場合は表裏で「正」と「誤」のイラストを見比べてもOKです。

問1 下のイラストを1分で覚えたら、次の㌻の問題に答えてください。

正のイラスト

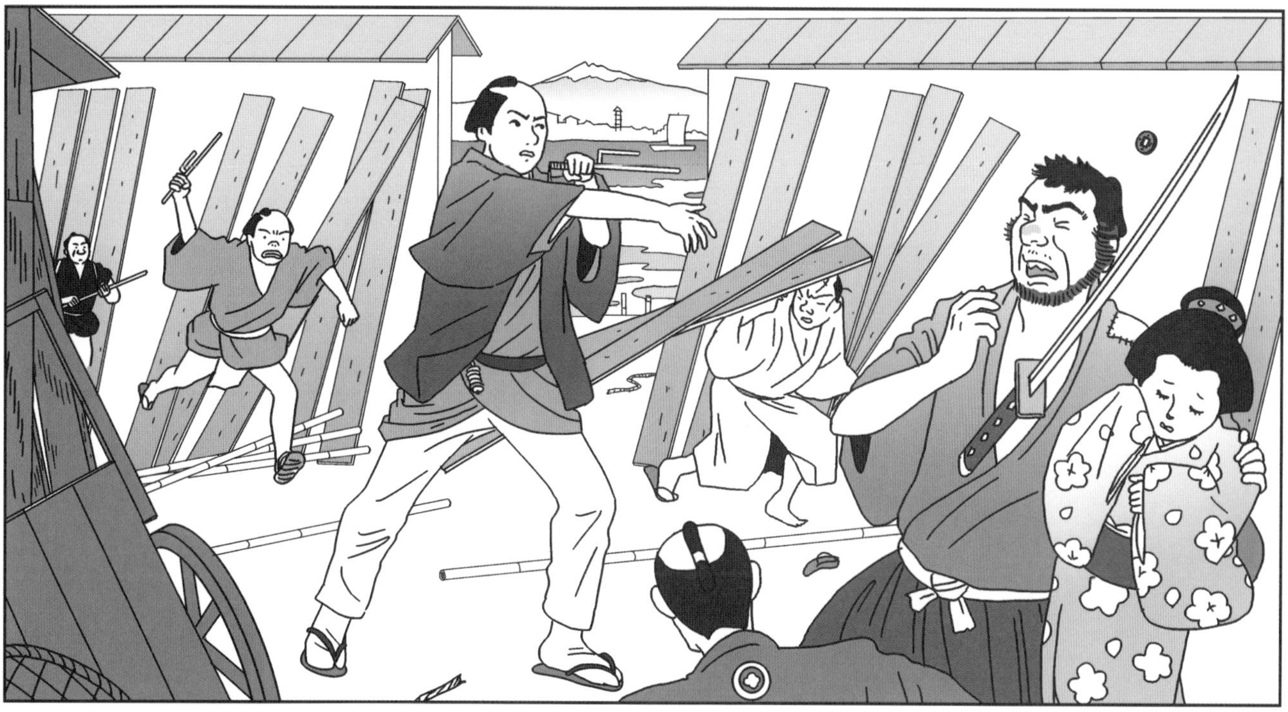

問2 下のイラストを1分で覚えたら、次の㌻の問題に答えてください。

正のイラスト

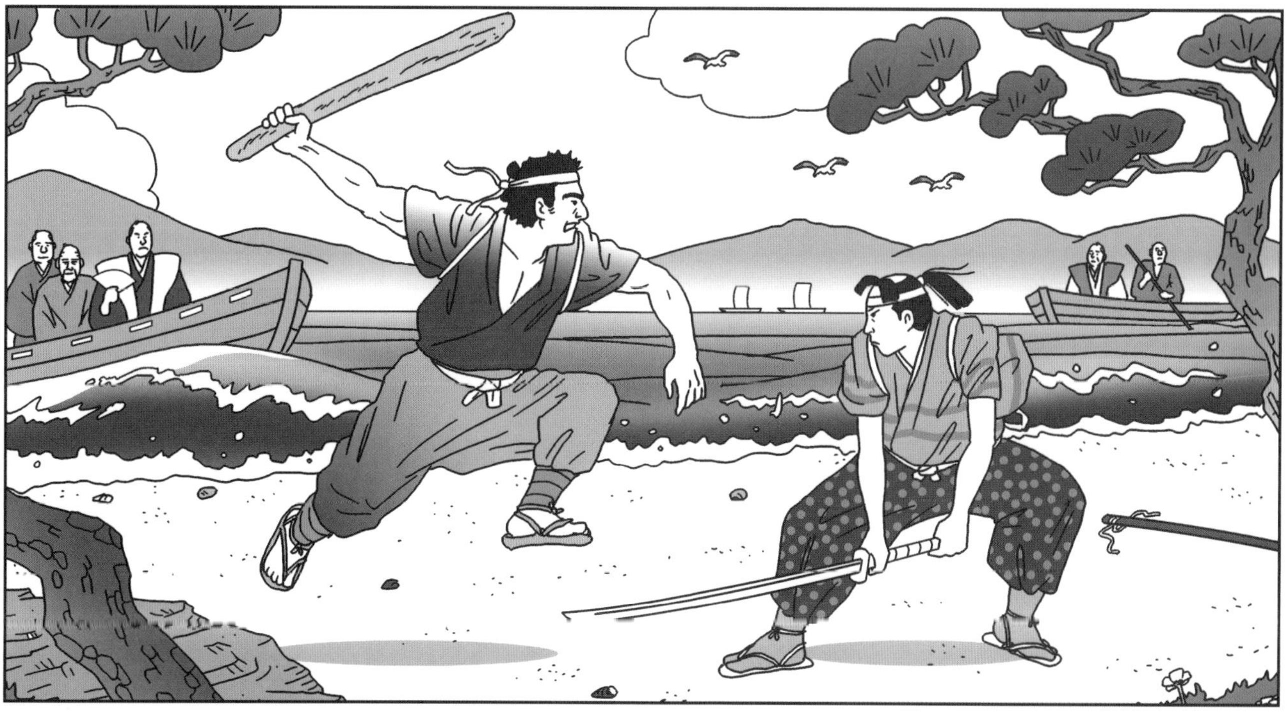

問1 前の㌻のイラストを思い出しながら、
異なる場所を3つ探して○で囲みましょう。

誤のイラスト

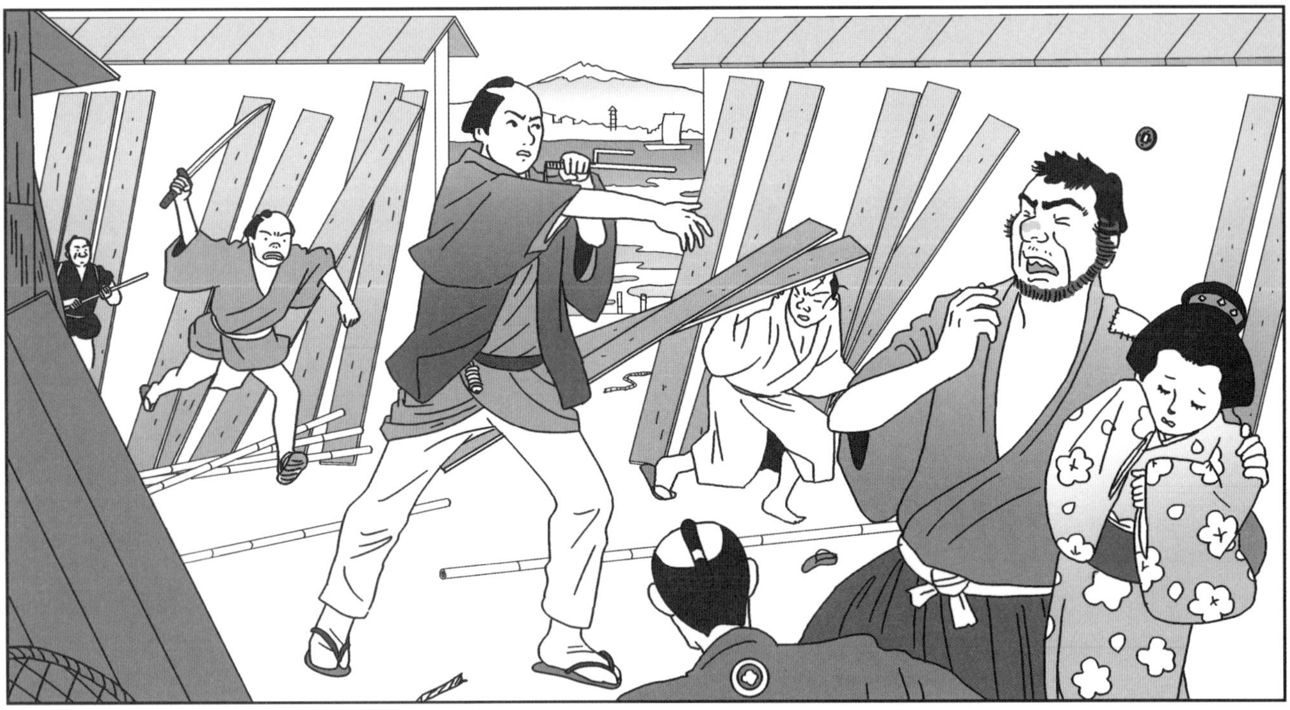

問2 前の㌻のイラストを思い出しながら、
異なる場所を3つ探して○で囲みましょう。

誤のイラスト

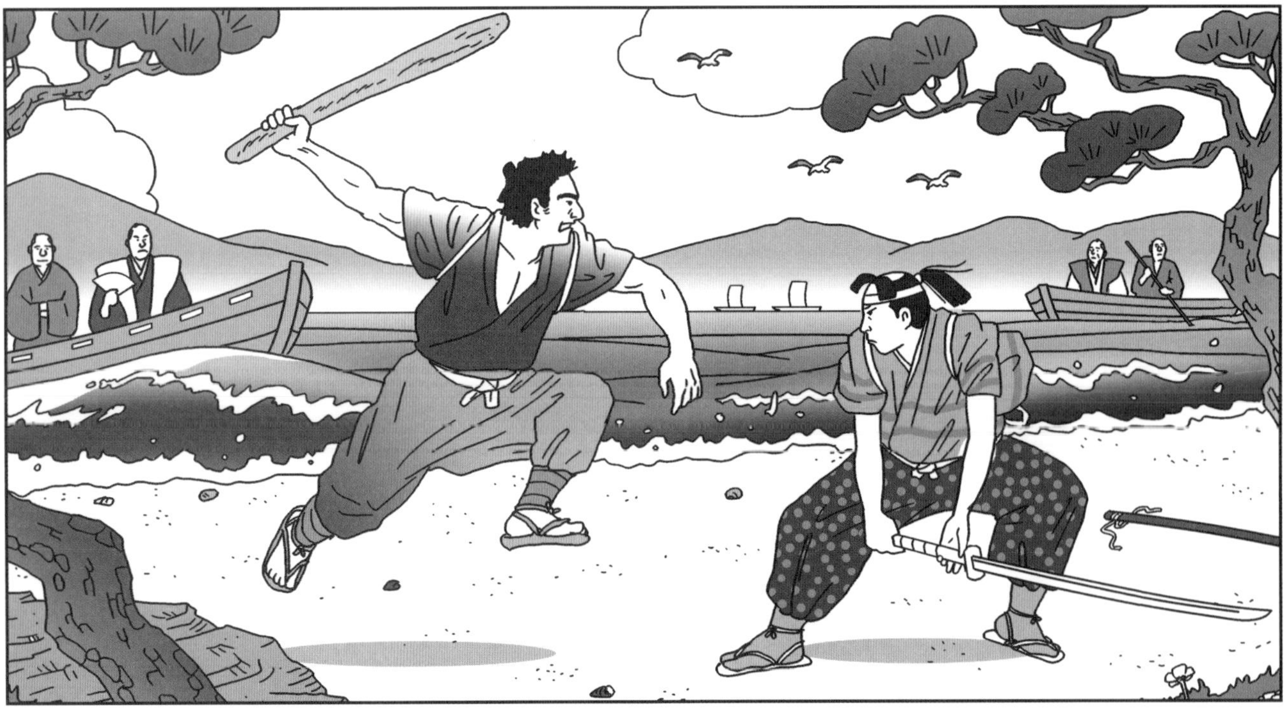

解答は71㌻

28日目 長寿の秘訣クイズ②

1分で覚えましょう。

正答数 ／6問

健康長寿と運動するタイミングに関する文章を約１分で音読し、情報をできるだけ多く記憶してください。音読が終わったら、次の㌻の問題に進み、各問の正しい情報に○をつけてください。

実施日

月　　日

ポイント! 音読で読み上げた大事な情報を、自分でしっかり押さえて覚えておき、必要に応じて思い出す、短期記憶力強化のトレーニングです。

●下の文章を約１分で音読したら、次の㌻の問題に答えてください。

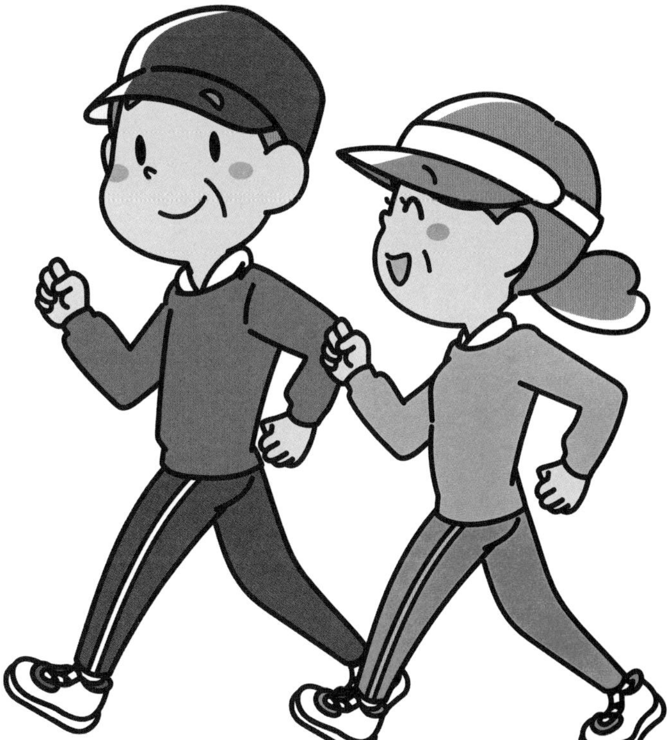

みなさんの中にも、健康長寿のためにウォーキングなどの運動を習慣にしている人がいると思います。運動は、食前と食後、どちらのタイミングで行うのがいいのでしょうか。例えば、血糖値の高い人や糖尿病の人は、食後の運動がおすすめです。食後に運動を行えば、糖の消費が促されて血糖値の上昇を抑えられるからです。高血糖でない人は、食前の運動がいいでしょう。空腹時に運動を行うと、脂肪の燃焼が進みダイエットに効果的です。

なお、高齢者は早朝の運動に注意が必要です。起床後すぐは、血圧が上昇しやすかったり、血栓ができやすかったりするため、脳梗塞（こうそく）や心筋梗塞の危険が大きくなります。そのため、高齢者は起床後１時間たって血圧が安定してから運動を行うようにしてください。また、食後は胃腸への血流が増えて低血糖を起こしやすいため、食後に運動を行うと、意識消失して転倒する恐れがあります。高齢者がすぐに運動するときは、食後１時間は時間をあけてから行うようにしましょう。

●前のページの文章の内容を思い出しながら各問の正解を○で囲みましょう。

❶ 運動するタイミングとして食後が適しているのは、どんな人ですか?

（血圧が高い人・血糖値が高い人・肝機能値が高い人）

❷ 食前に運動すると得られる主な効果として、本文で言及されているのは、次のうちどれですか?

（高い血圧の低下・精神の安定・ダイエット）

❸ 高齢者が午前中に運動を行う適切なタイミングとして、本文中で述べられているのは次のうちどれですか?

（食事の１時間前・起床の１時間後・起床後すぐ）

❹ 高齢者に早朝、起こりやすいものとして、本文で述べられていないものは次のうちどれですか?

（血圧の上昇・低血糖・脳梗塞）

❺ 本文では、高齢者は食後すぐの運動を控えるべきとしていますが、その理由として適切なものは次のうちどれですか?

（吐きけを催すため・転倒が心配なため・免疫力が低下するため）

❻ 次のうち、本文の内容と合っているものはどれですか?

（血圧が低い人は食後の運動が効果的・
運動は時間を気にせずこまめに行えばいい・
食後すぐの運動は低血糖が心配）

解答 ❶血糖値が高い人 ❷ダイエット ❸起床の1時間後 ❹低血糖 ❺転倒が心配なため ❻食後すぐの運動は低血糖が心配

29日目 ピラミッド計算④

各問1分で解きましょう。

正答数 ／6問

実施日 月 日

隣にある数字を足した答えを真上に書き込んでいくピラミッド計算のドリルです。各問、数字がアルファベットに置き換えられている場所があるので、どの数字を入れれば正しくなるか考えてください。

ポイント! 周囲の数字から推測して計算の答えを導くことで、脳の前頭前野を活性化し、短期記憶の強化につながります。

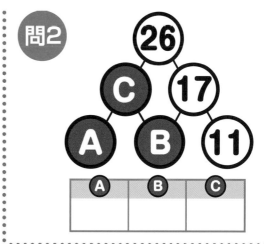

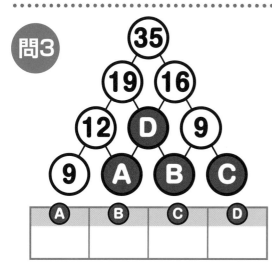

問1

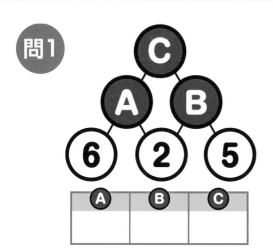

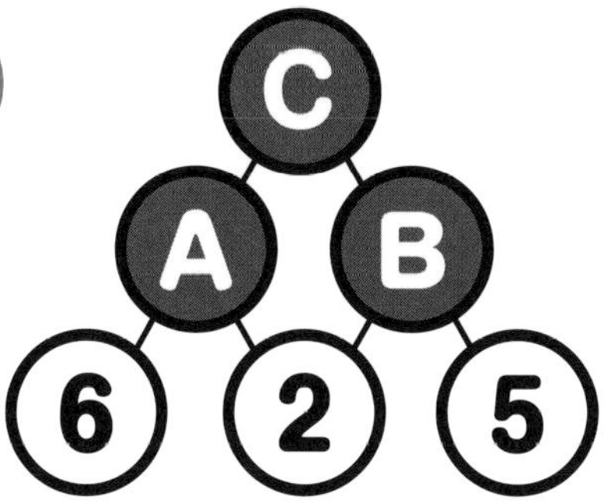

A	B	C

問2

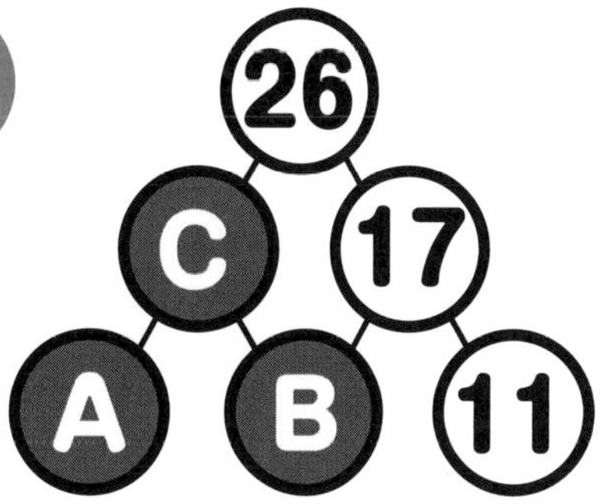

A	B	C

問3

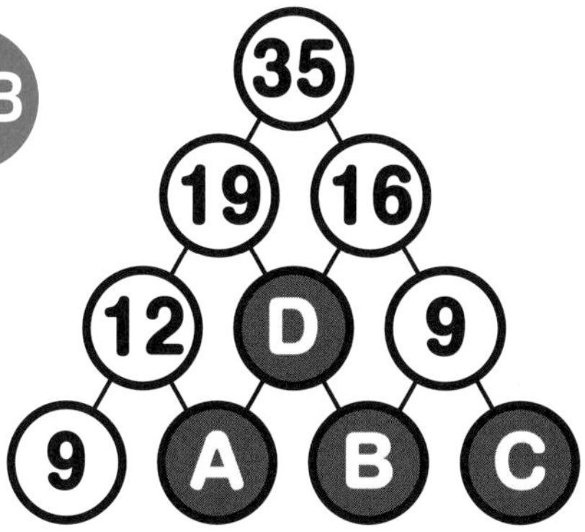

A	B	C	D

問4

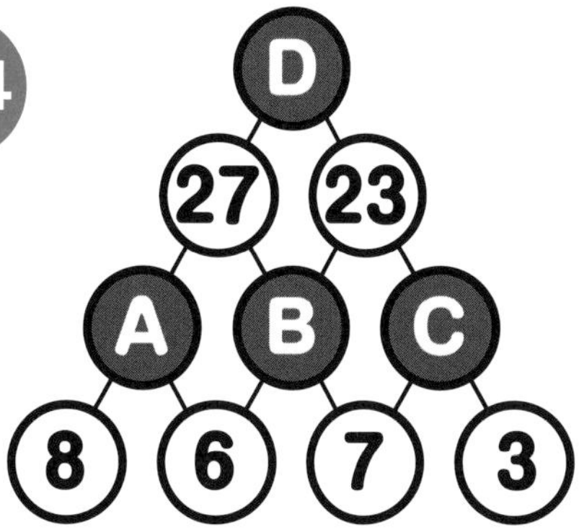

A	B	C	D

問5

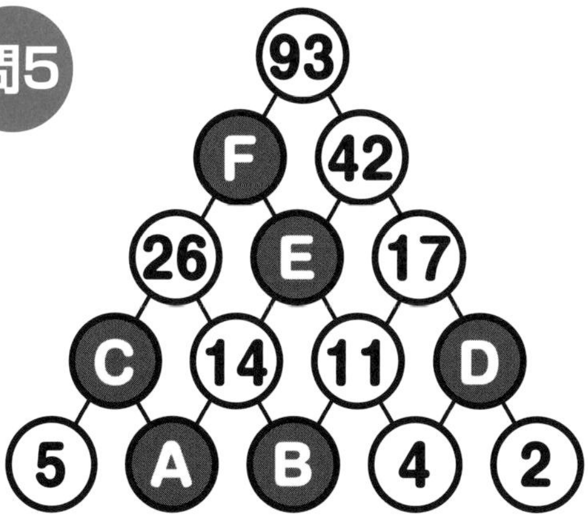

A	B	C	D	E	F

問6

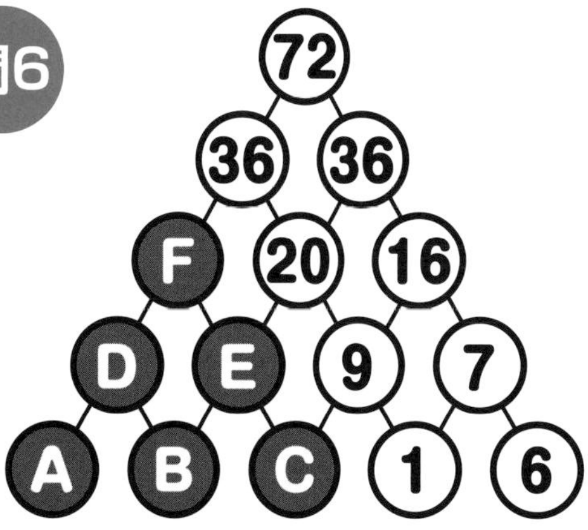

A	B	C	D	E	F

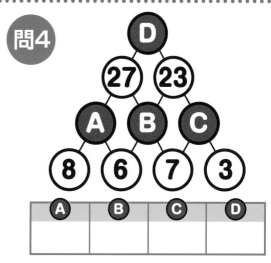

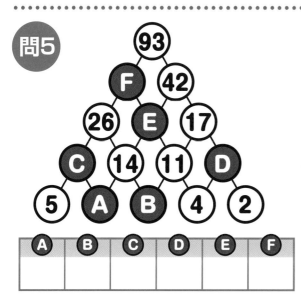

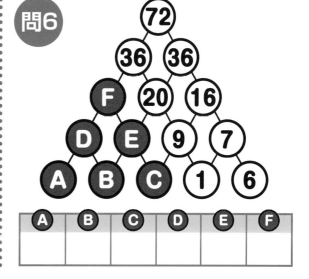

解答
問1 A8 B7 C15 問2 A3 B6 C9 問3 A3 B4 C5 D7 問4 A14 B13 C10 D50
問5 A7 B7 C12 D6 E25 F51 問6 A2 B3 C8 D5 E11 F16

各問1分で解きましょう。

正答数

／16問

29日目 ピタリ100計算④

❶～⓰で提示されている４つの数字のうち、３つの数字を足すとぴったり100になる組み合わせがあります。この組み合わせに当てはまらない数字が何かを答えてください。できるだけ早く答えましょう。

実施日

月　日

ポイント! ３つの数字の足し算を頭の中で何通りも行い、その結果を覚えておくことが、短期記憶のトレーニングになり正解にも近づきます。

❶

20	53
27	30

❷

15	12
65	23

❸

35	36
24	29

❹

28	41
16	31

❺

70	11
19	68

❻

7	57
12	36

❼

34	45
21	27

❽

47	36
27	26

❾

17	28
52	31

❿

38	28
24	48

⓫

43	34
23	26

⓬

32	19
46	35

⓭

36	33
38	26

⓮

21	33
23	44

⓯

39	35
34	27

⓰

48	17
35	29

解答 ❶30 ❷15 ❸24 ❹16 ❺68 ❻12 ❼27 ❽36 ❾28 ❿38 ⓫26 ⓬32 ⓭33 ⓮21 ⓯35 ⓰29

30日目

おちゃめ動物クイズ③

各問1分で覚えましょう。

正答数 ／8問

実施日 月 日

各問で、それぞれの動物がおちゃめ心で自分と異なる動物の名前を名乗っています。どの動物がどの名前を名乗っているかを覚え、次のページの問題に答えてください。問１と問２は別々に行います。

ポイント！ イラストに惑わされず、動物と名前の組み合わせを覚えることで、記憶を正しく保持する力の訓練になります。

問1 どの動物がどの名前を名乗っているかを１分で覚えてください。

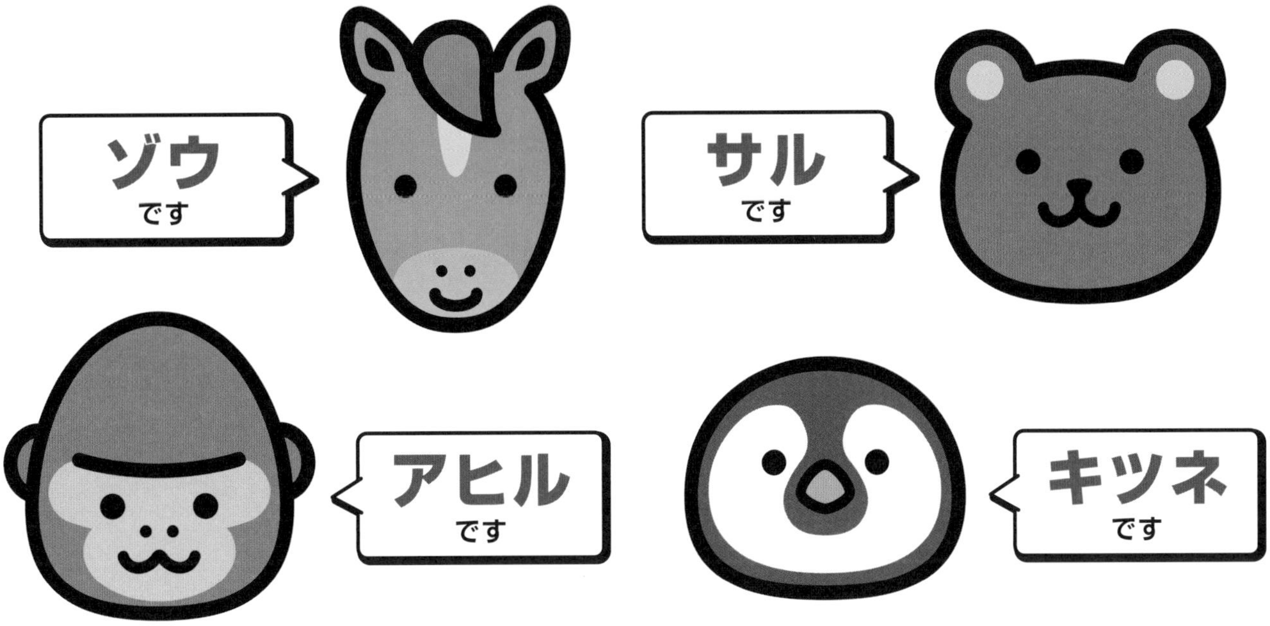

問2 どの動物がどの名前を名乗っているかを１分で覚えてください。

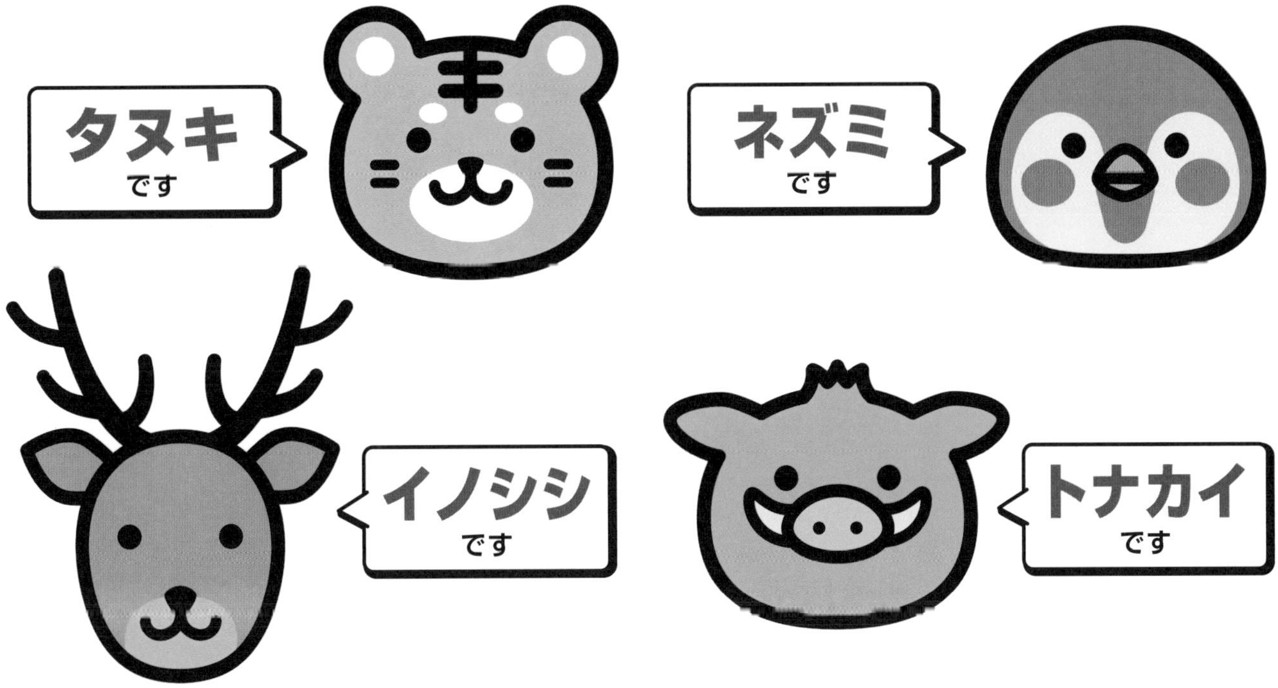

問1 前の㌻の動物がシャッフルされて並んでいます。
どの動物がどの名前を名乗っていたかを空欄に書いてください。

① です

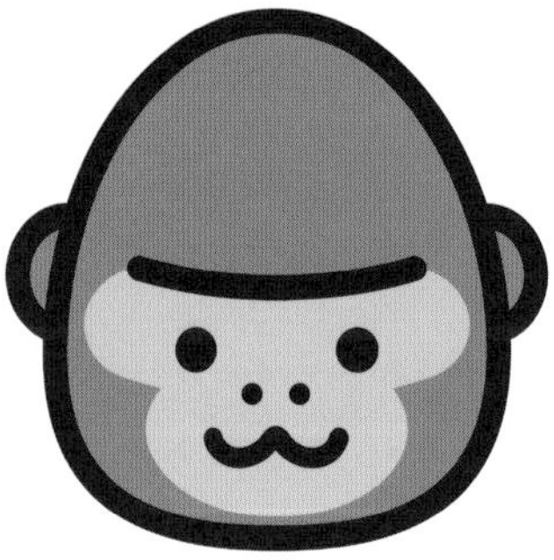

② です

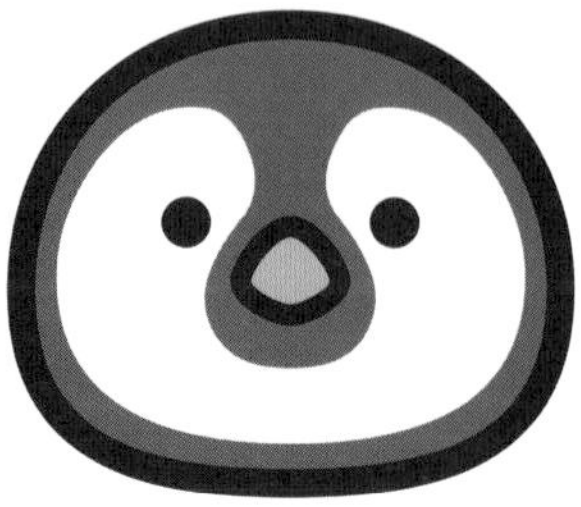

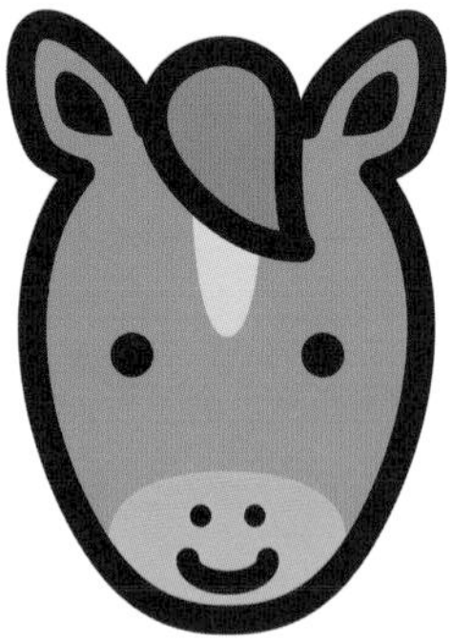

③ です

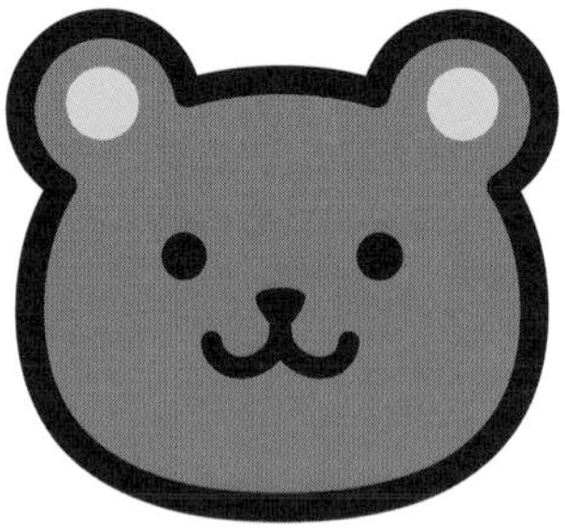

④ です

問2 前の㌻の動物がシャッフルされて並んでいます。
どの動物がどの名前を名乗っていたかを空欄に書いてください。

① です

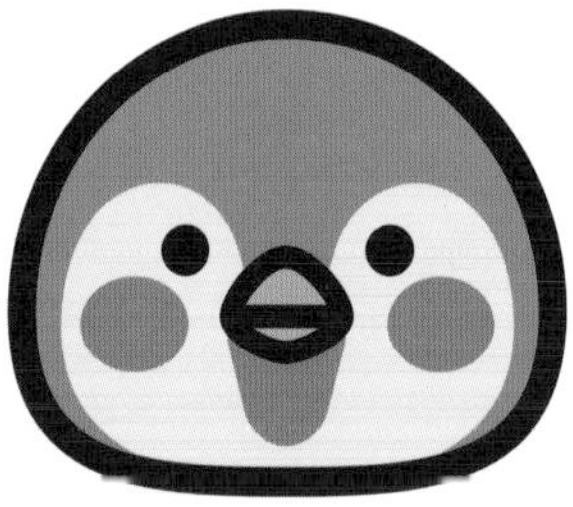

② です

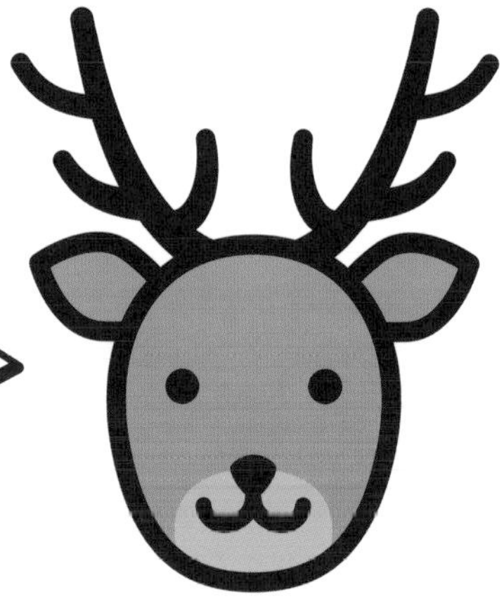

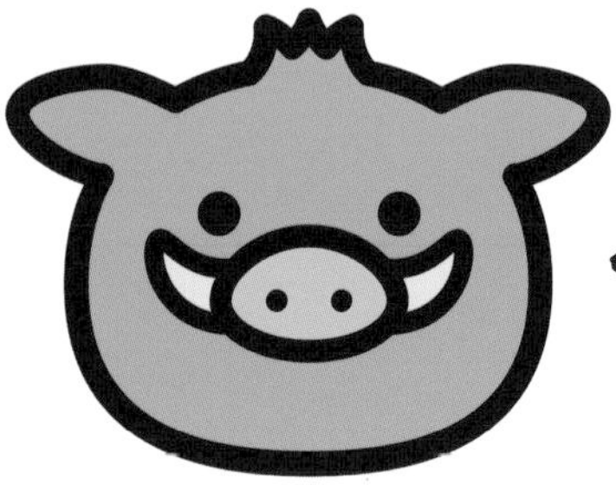

③ です

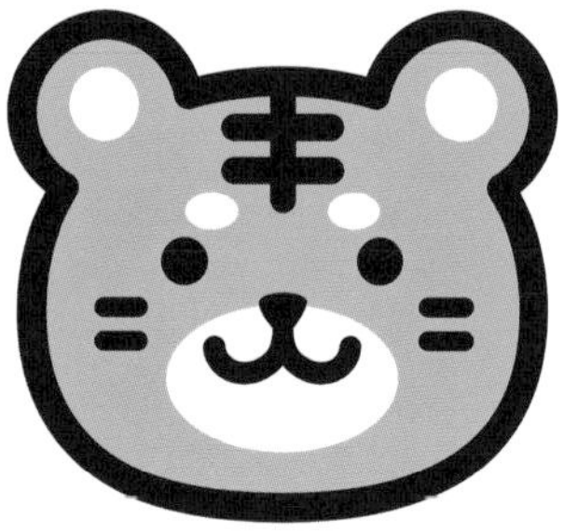

④ です

解答
問1 ①アヒル ②キツネ ③ゾウ ④サル
問2 ①ネズミ ②イノシシ ③トナカイ ④タヌキ

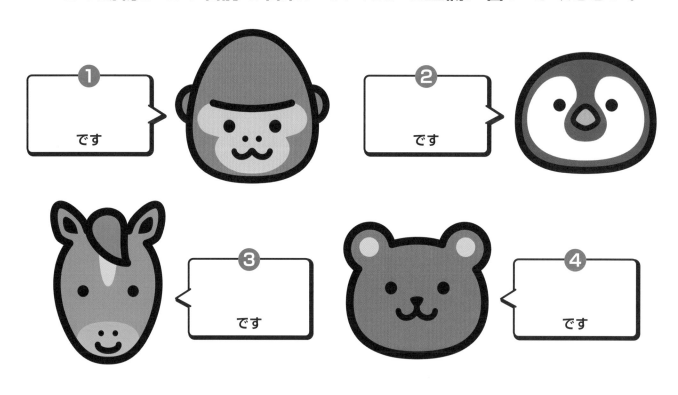

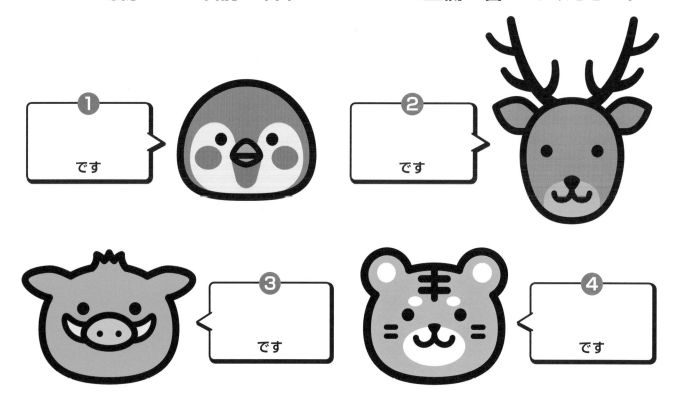

31日目　短期記憶力チェックテスト……❸

実施日

月　　日

　9日間のトレーニングお疲れ様でした。ここでは、あなたの短期記憶力がどれだけ強化できたかを試すチェックテストを行います。❶❷❸の手順に沿って問題を解き、短期記憶ドリルの成果を確認しましょう。

❶ 下のイラストを1分よく見て覚えたら、次のページの問題に答えてください。

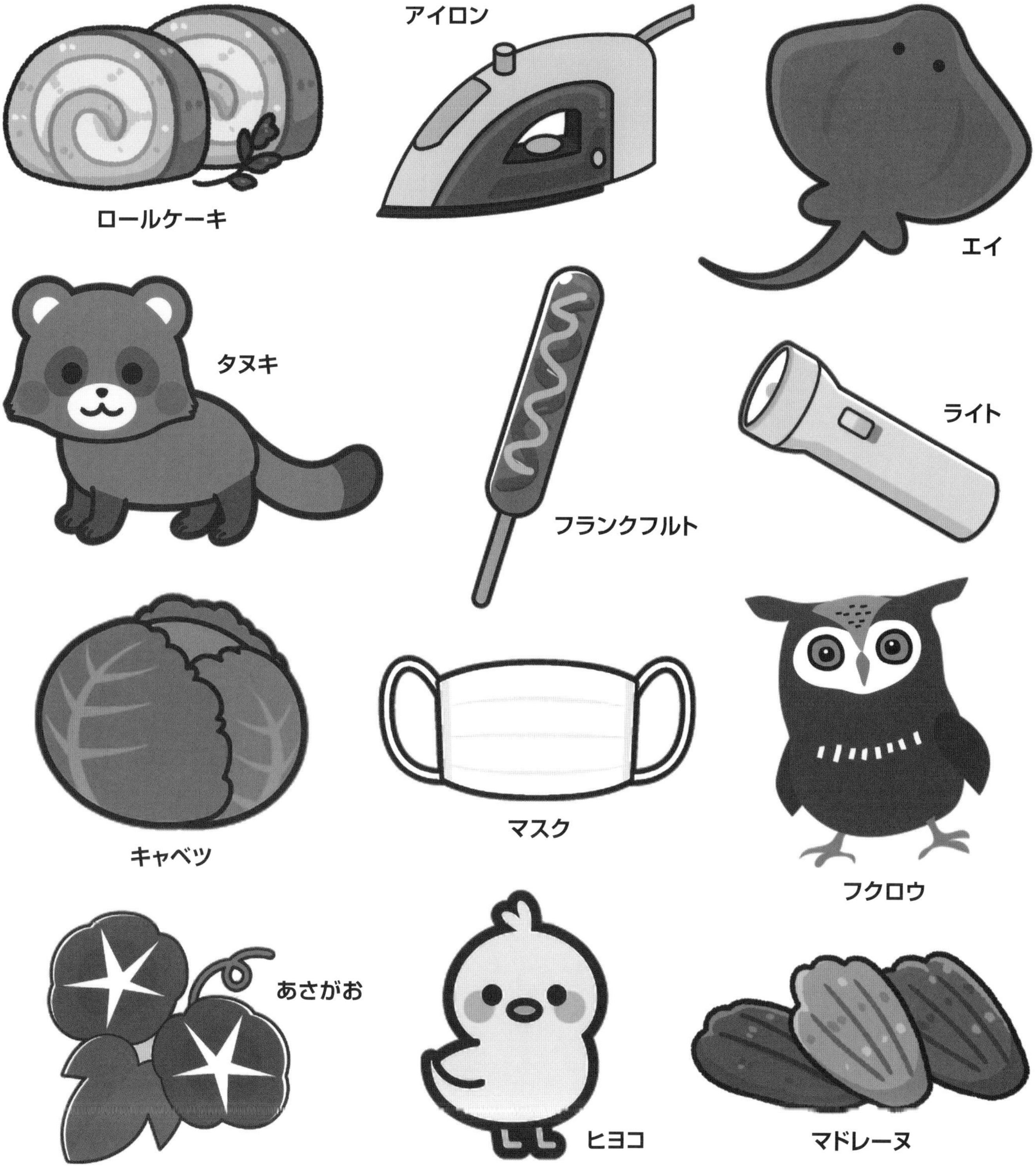

ロールケーキ
アイロン
エイ
タヌキ
フランクフルト
ライト
キャベツ
マスク
フクロウ
あさがお
ヒヨコ
マドレーヌ

② 簡単な計算問題と漢字の読み書きです。漢字には読みがなを、ひらがなには漢字を入れます。できるだけ早く1分以内にすべての問題に答えましょう。この問題の解答は下部にありますが、答え合わせは③の問題を済ませてから行ってください。

① けいざい ▶	⑤ 発 展 ▶	⑨ 8 × 1 ▶
② 3 ＋ 6 ▶	⑥ しんらい ▶	⑩ ちょうさ ▶
③ 成 功 ▶	⑦ 挑 戦 ▶	⑪ 知 識 ▶
④ 9 ＋ 1 ▶	⑧ 12÷3 ▶	⑫ 4 ÷ 2 ▶

③ ①で覚えた12個のイラストを思い出してその名前を書いてください。制限時間は3分です。（解答は順不同で可）

書き終えたら前のﾍﾟｰｼﾞのイラストを見て答え合わせをしましょう。
③で正解した個数であなたの短期記憶力をチェックします。

1～4個 ▶ 頑張りましょう！

5～10個 ▶ 順調に成果が出ています

11～12個 ▶ すばらしい！

③の正答数

／12問

解答 ①経済 ②9 ③せいこう ④10 ⑤はってん ⑥信頼 ⑦ちょうせん ⑧4 ⑨8 ⑩調査 ⑪ちしき ⑫2

イラスト間違い探しの解答

7日目（22ページ）

問1

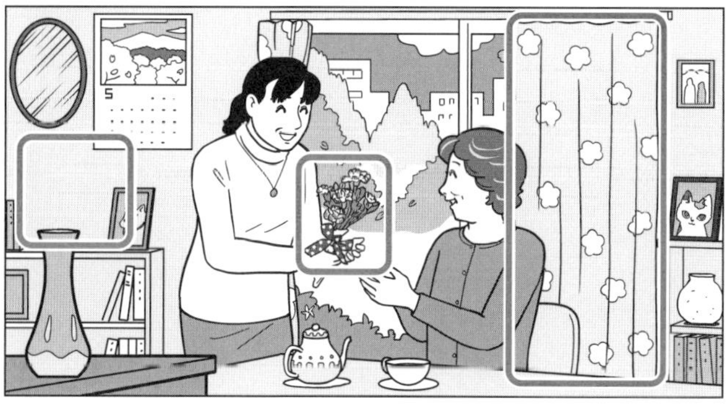

問2

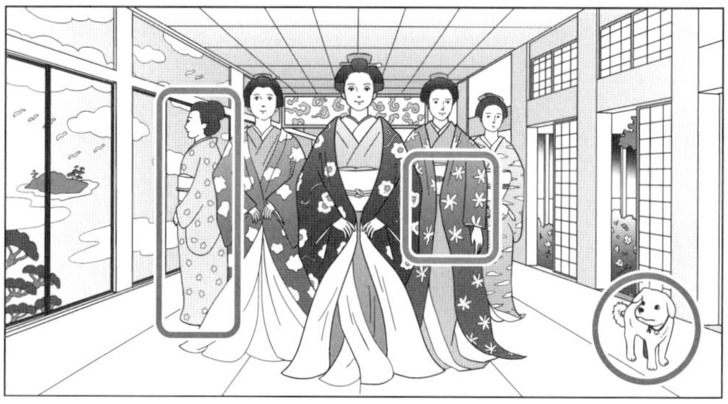

18日目（44ページ）

問1

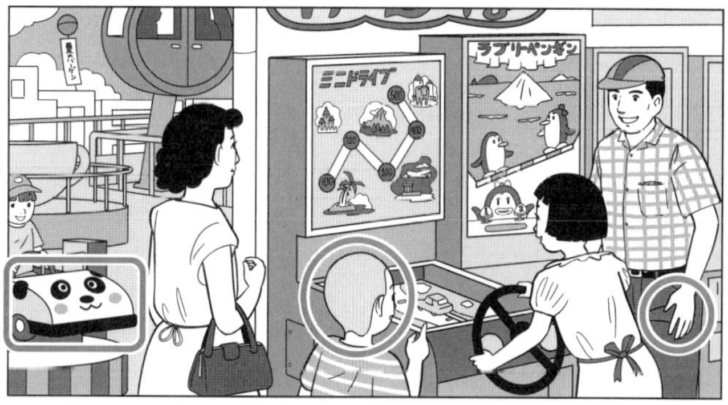

問2

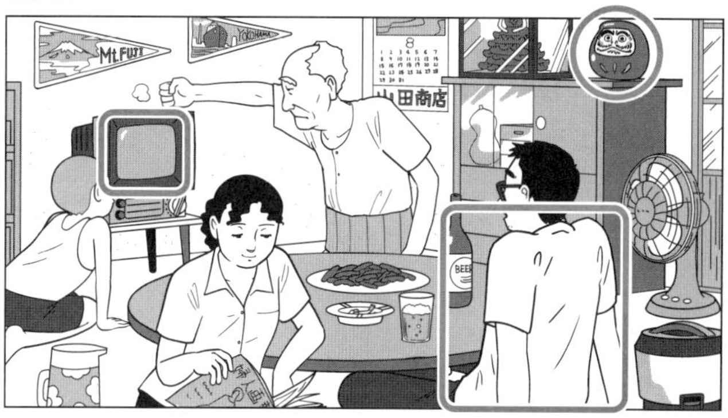

27日目（62ページ）

問1

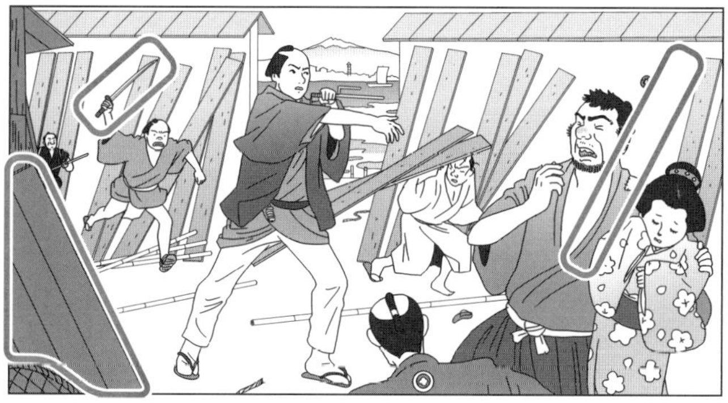

問2

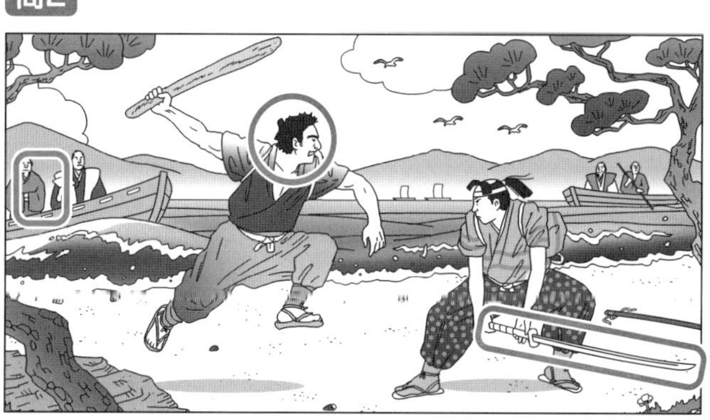

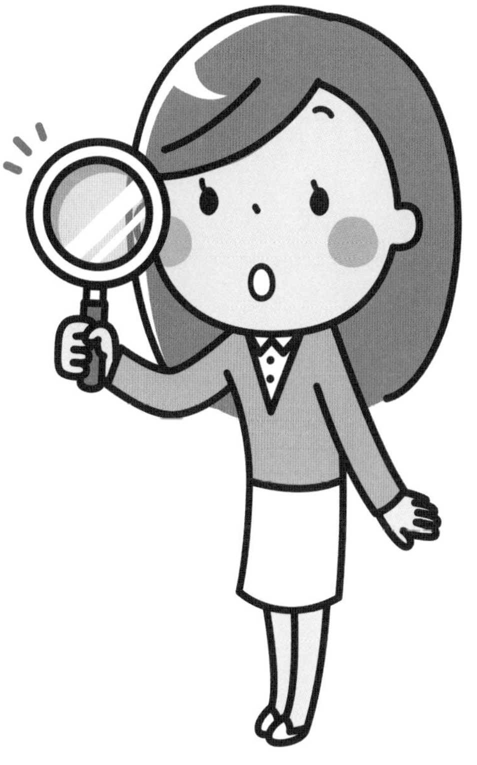

※印刷による汚れ・カスレ、色の誤差は
間違いに含まれません

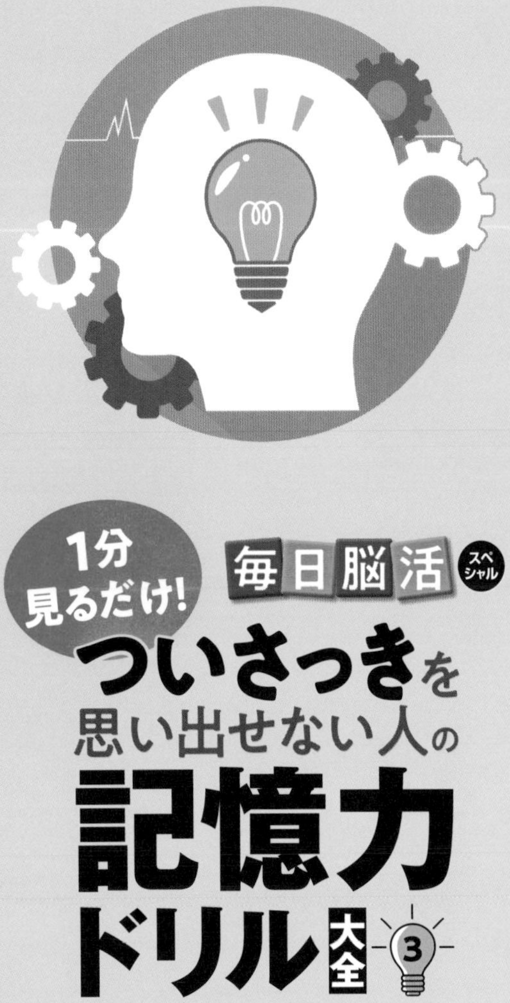

編集人　飯塚晃敏
編集　株式会社わかさ出版　水城孝敬　原 涼夏
装丁　下村成子
本文デザイン　カラーズ
問題作成　前田達彦
写真協力　PIXTA　Adobe Stock
発行人　山本周嗣
発行所　株式会社 文響社
ホームページ　https://bunkyosha.com
メール　info@bunkyosha.com
印刷　株式会社 光邦
製本　古宮製本株式会社

本書のドリル問題には、『脳活道場』(わかさ出版刊)に掲載されたものも一部改変の上、収録されています。

この本に関するご意見・ご感想をお寄せいただく場合は、
郵送またはメール(info@bunkyosha.com)にてお送りください。